Rafael Periáñez Moreno

Técnicas de ahorro de sangre en cirugía ortopédica

Rafael Periáñez Moreno

Técnicas de ahorro de sangre en cirugía ortopédica

Cirugía asanguinea

PUBLICIA

Imprint

Cover image: www.ingimage.com

Publisher:
PUBLICIA
is a trademark of
International Book Market Service Ltd., member of OmniScriptum Publishing Group
17 Meldrum Street, Beau Bassin 71504, Mauritius
Printed at: see last page
ISBN: 978-3-639-64753-2

Zugl. / Aprobado por: UNIVERSIDAD DE SEVILLA , 2010

1. INTRODUCCIÓN.

La transfusión de sangre, es una práctica clínica que se realiza actualmente con bastante frecuencia en el ámbito de la Cirugía Ortopédica donde desarrollo mi labor como médico, pero ¿que sabemos de ella? ¿Cómo se ha llegado hasta el momento actual en el que nos encontramos?, ¿Cuántos intentos se han realizado a lo largo de la historia para poder realizar la primera transfusión autóloga entre seres humanos?;Todas estas preguntas se me plantean y otras muchas más, en el momento que decido realizar una transfusión de sangre; Por todo ello, he decidido realizar una búsqueda de información e ilustraciones de los distintos momentos de la historia de la sangre, o mejor dicho la historia de llevar sangre a una persona para conservar la vida de la misma, porque como se volverá a repetir un poco mas adelante.... "La sangre es vida".

La estrategia transfusional ha variado de forma espectacular en los últimos años, el objetivo fundamental se puede definir como necesidad de transfundir menos, transfundir mejor, con menor riesgo y a menor coste. Aunque los especialistas en medicina transfusional han hecho un gran esfuerzo por minimizar los riesgos que implica la transfusión de hemoderivados, todos coinciden en confirmar que todavía no es una practica exenta de riesgos; por lo tanto, la búsqueda de alternativas a la transfusión de sangre se plantea como uno de los retos de la medicina en los próximos años.

La estructura del trabajo consta de una primera parte de contenido histórico sobre el devenir de las transfusiones sanguíneas, desde los primeros ensayos de transfusión de sangre entre animales y seres humanos hasta la actualidad, una segunda parte donde se aclara la situación actual de la mismas y de las alternativas y procedimientos legales que se ha de seguir para rechazar de forma legalizada las transfusiones de sangre aun a cambio de correr riesgo la propia vida del paciente y una tercera parte donde se analizan los resultados comparativos entre dos grupos uno estimulado con EPO y otro no, comparando la tendencia a entrar en rango transfusionable.

2. EVOLUCION HISTORICA DEL MANEJO DE LA SANGRE E INTENTOS DE TRANSFUNDIRLA.

2.1 LA SANGRE Y LAS SANTAS ESCRITURAS

Según el Génesis en el capítulo 2, versículo 7, Dios formó al hombre del polvo, insufló en sus narices aliento de vida y le otorgó de esta manera el espíritu divino, llamado también espíritu vital o alma. El Génesis, el Levítico, el Deuteronomio y el Talmud babilónico, insisten en la similitud entre el alma y la sangre y por tanto en la prohibición de comerla.

Pese a la dilatada historia del uso de la sangre para propósitos rituales y supuestamente para uso nutricional o terapéutico la Biblia muestra que hubo un tiempo, previo a la supremacía de Egipto y Asiria, en que todos los seres humanos conocían y obedecían la ley de Dios respecto a la sangre.

Tras crear a Adán y Eva y decirles que llenaran la tierra con sus condescendientes Dios les dijo:

"*Les he dado toda vegetación que da semilla que esta sobre la superficie de toda la tierra y todo árbol en el cual hay fruto de árbol que da semilla. Que les sirva de alimento. Y a toda bestia salvaje de la tierra y a toda criatura voladora de los cielos y a todo lo que hay sobre la tierra que hay vida como alma he dado toda la vegetación verde para alimento" (1)"*

La pretensión de no comer la carne animal (y por tanto la sangre) se confirmo tras el diluvio. En tiempos de Noé, la violencia y la maldad de los seres humanos había llegado a un límite en que Dios se vio obligado a exterminar el ser humano excepto Noé y su familia que posteriormente tendrían que repoblar el mundo recibiendo las siguientes instrucciones tras el diluvio:

"*Sean fructíferos, háganse muchos y llenen la tierra. Y un temor a ustedes y un terror a ustedes continuaran sobre toda criatura viviente de la tierra y sobre toda criatura voladora en los cielos , sobre todo lo que va moviéndose por los suelos , sobre todo lo que va nadando por el mar. En manos de ustedes ha quedado ahora, todo animal vivo puede servirle de alimento*

,como en el caso de toda vegetación verde, de vera le doy todo a ustedes, solo carne con su alma (sangre) no deben comer".(2)

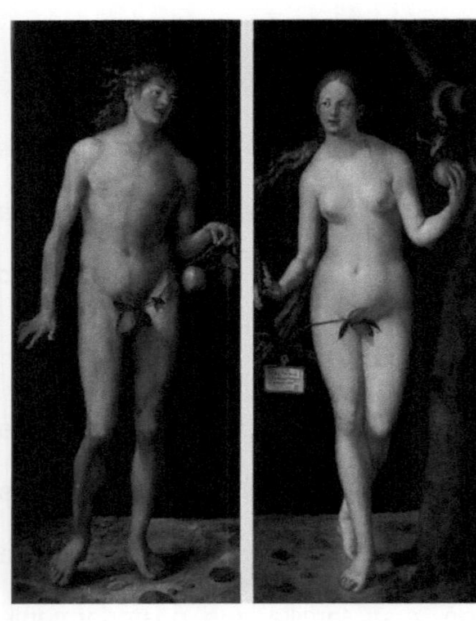

Adán y Eva.

Transcurridos más de ochocientos cincuenta años cuando la nación de Israel entro en una relación de pacto con Jehová, la prohibición que se le había puesto a Noe se repitió en la ley de Moises:

"Y Jehová paso a hablar a Moisés y dijo: En cuanto a cualquier hombre de la casa de Israel o algún residente forastero que este residiendo en medio de ustedes que coma cualquier clase de sangre, ciertamente fijare mi rostro contra el alma que este comiendo la sangre, y yo mismo lo he puesto sobre el altar para ustedes para hacer expiación de sus almas, porque la sangre es lo que hace en virtud del alma en ella. Por eso se ha dicho a los hijos de Israel que ninguna alma de ellos debe comer sangre" (3) (4).

Aunque la ley de Moisés se cumplió con la muerte de Jesucristo en sacrificio, la ley original de Dios sobre la sangre prevaleció. En el siglo I, unos 16 años después de la muerte, resurrección y ascensión de Cristo, se celebro en Jerusalén el primer concilio de la recién creada Iglesia Cristiana, donde se debatieron cuestiones sobre los judíos conversos si como otros temas decidiendo no modificar las leyes dadas a Noé y luego a Moisés respecto al tema de la sangre.

2.2 SANGRE Y ENFERMEDAD.

La presencia de la sangre en los textos clásicos de medicina para explicar el origen de las enfermedades está desde tiempos muy primitivos , los Griegos fueron los primeros en hablar de la sangre, dar un giro a la interpretación de la medicina y las enfermedades ,comenzando a interpretar el cuerpo humano e iniciando la transición desde la época en la que la medicina arcaica interpretaban las enfermedades bajo un aspecto mágico-religioso , erigiéndose Hipócrates como el padre de la medicina actual.

En la época de Hipócrates siglo V a.C, los Griegos habían desarrollado un sistema interpretativo del mecanismo de producción de las enfermedades basado en la teoría de los cuatro humores orgánicos. Los "humores" , consisten en mezclas en proporciones variables de los cuatro elementos de Empédocles (agua, aire, fuego y tierra) , en el tratado *Sobre la naturaleza del hombre* ,redactado durante la segunda mitad del siglo IV a.C y atribuido parcialmente a Pólibo , yerno de Hipócrates , expone una doctrina que asocia cuatro humores elementales a cuatro pares de cualidades opuestas(humedad, sequedad calor, frío) y que Galeno convirtió medio milenio después en canónico: Sangre (caliente y húmeda) flema (fría y húmeda), bilis amarilla (caliente y seca)y bilis negra o melancolía (fría y seca); las ideas contrarias sostenía que entre los elementos opuestos debía conservarse un equilibrio para mantener la armonía del cosmos y la salud en el microcosmos que es el hombre; Si estos "humores" se encuentran en equilibrio, el cuerpo goza de salud; en cambio, el exceso o defecto de alguno de ellos produce la enfermedad. (5)

Las teorías humorales de los primeros filósofos griegos fueron utilizadas por Galeno (129 d.C.-200 d.C.). Los cuatro humores fundamentales (sangre, de las flema, bilis amarilla y bilis negra), responsables de la salud y de la enfermedad, le sirvieron de base para clasificar los temperamentos en cuatro tipos: flemáticos, sanguíneos, coléricos y melancólicos. Estos términos se utilizan todavía hoy para designar el carácter de una persona. Galeno ha sido probablemente el autor que más ha influido en el desarrollo de la Medicina. Durante cerca de 15 siglos sus trabajos fueron de autoridad indiscutible. (5)

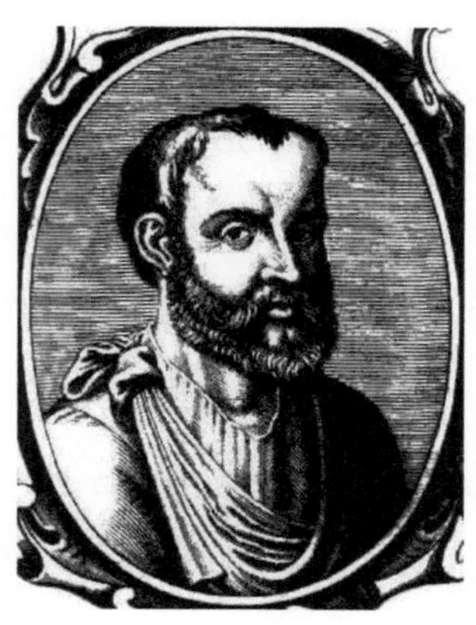

Autoretrato de Galeno.

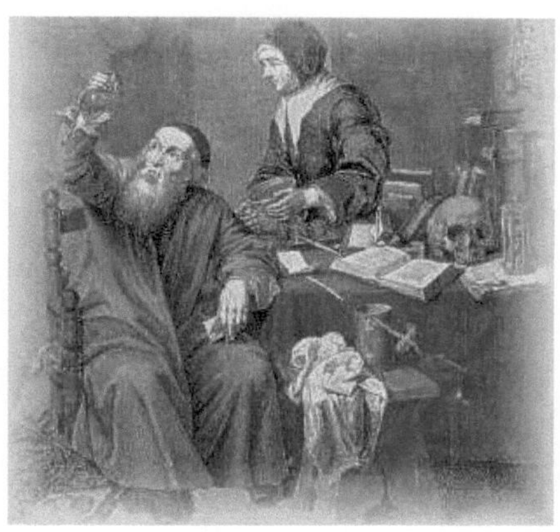

Galeno trabajando.

Volviendo a la teoría humoral según esta, existen tres etapas en toda enfermedad: el cambio en las proporciones humorales causado por factores externos o internos; la reacción del organismo ante esa alteración, manifestada por la fiebre o "ebullición"; la crisis final, en la que la alteración acaba con la eliminación del humor que está en exceso, o con la muerte y de la necesidad de la eliminación del humor, derivó el concepto de la sangría. Hipócrates recomendaba la sangría terapéutica cerca del órgano enfermo para eliminar los humores excesivos localizados ahí (efecto derivativo) y también lejos del órgano enfermo para evitar que continuasen llegando a él dichos humores (efectos revulsivos). La sangría derivativa no debía ser necesariamente copiosa y se acostumbraba practicarla con sanguijuelas o ventosas. La del tipo revulsivo era más abundante y se efectuaba por medio del cuchillo (flebotomía). Galeno utilizó con frecuencia las sangrías, basándose en la teoría de los cuatro humores, pero fue el primero en advertir acerca de las precauciones que había que considerar en cuanto a la cantidad de sangre extraída. (5)(6)(7).

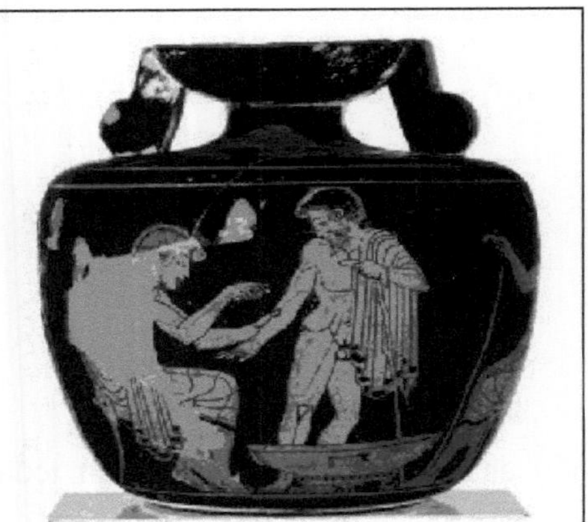

Frasco de perfume de la época de Hipócrates (primera mitad del Siglo V a.C) que muestra como un médico cura el brazo de su paciente tras una sangría.

La promoción de las sangrías persistió desde todos los puntos de vista, así en el siglo I de nuestra era, Plinio expuso la historia del hipopótamo que, "*cuando se sentía enfermo, clavaba su rodilla en una punta afilada para producirse una sangría y curarse.*"Se trata de otro ejemplo de la proyección de las creencias de la propia época a períodos anteriores; en este caso, la idea de que la sangría es un tratamiento médico eficaz. Plinio tenía una postura intelectual voraz e indiscriminada, su monumental *Historia Naturales* reúne toda la información que pudo recopilar del pasado y presente.

Era razonable suponer que si la sangre era el alma y por lo tanto la parte más importante de nuestro organismo, debía ser asiento favorito de los espíritus malignos, una forma apropiada de echarlos para afuera y hacer sanar al enfermo, era extrayéndole una buena cantidad de la misma. Todas las civilizaciones, desde los tiempos más antiguos, utilizaban la sangría; los babilonios y los egipcios, al igual que los hindúes, los chinos y los aztecas, así como otros amerindios, con frecuencia la practicaban y practican hasta la fecha en algunas regiones (Norte América, Amazonas, Perú). Los mayas precolombinos realizaban sangrías como un mecanismo de "perdón" a los dioses para que estos le restituyeran la salud. Ciertas tribus norteamericanas (los Dakota, por ejemplo), realizan procedimientos curativos a base de aplicación de ventosas, la sangría, el uso del humo y los baños de vapor. Los hechiceros americanos combinaron tratamientos "mágicos" con medicina "natural", asociando el uso de hierbas, sustancias minerales, productos animales y sangrías, enemas y emplastos, con actos mágico-religiosos del tipo de las danzas rituales y las ofrendas. (6)(7).

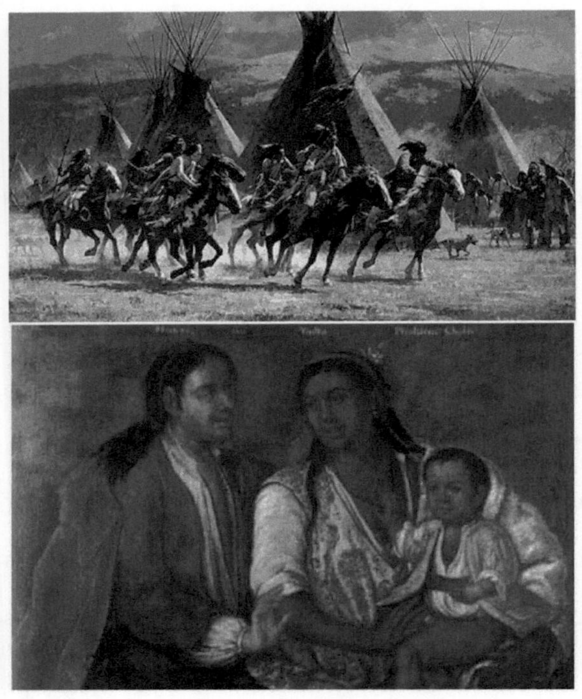

Tribus Norteamericanas.

2.3 SANGRÍAS PROFILÁCTICAS.

Lógicamente, la sangría no sólo encontró una aplicación terapéutica, sino profiláctica. De acuerdo con la teoría del animismo, ésta debía efectuarse en forma electiva en días propicios, de acuerdo a los astros, y de ninguna manera cuando la luna y las mareas estaban en su apogeo (días egipciacos)(6)(7). En las "*mil y una noches*" se asegura que el mejor momento para la aplicación de la sangría es en el menguante de la luna, con tiempo bueno, de preferencia el 17 del mes y en un martes por eso la sangría encontraba buenos prospectos entre las personas de temperamento sanguíneo, a las que supuestamente les sobraba ese humor (plétora). Las enfermedades febriles y las que causaban dolor, eran en general buenas indicaciones también.

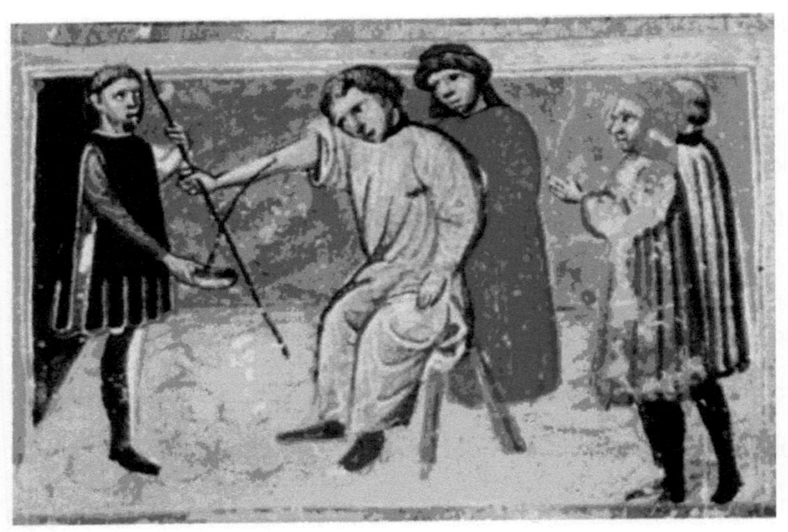

Práctica de una sangría a un paciente.

Ilustración de del Canon de Medicina de Avicena. (S.XV).

En el Renacimiento, periodo de transición entre la medicina medieval y la propiamente moderna, las sangrías fueron utilizadas sin discriminación, sobre todo en las enfermedades infecciosas y de ahí en adelante se mantuvo el criterio de sangrar en forma copiosa cerca del sitio de la enfermedad y aún se estipuló la sangría total para las fiebres, por medio de la aplicación de sanguijuelas en todo el cuerpo (10 a 50 para los casos comunes)(5). Como hasta el siglo XIX no se tuvo una idea precisa de la relación directamente de la pérdida de sangre y la disminución del volumen sanguíneo, no era raro que ocurriesen accidentes con el abuso de la sangría, generalmente atribuidos a la misma enfermedad. Así, no se sabe bien si la viruela hubiese matado por si sola a Louis XV de Francia; sus médicos (parece que eran seis, auxiliados por cinco cirujanos y tres boticarios) le propusieron tres sangrías, pero el rey aceptó solamente dos porque temía debilitarse demasiado. Y para no violar los preceptos terapéuticos y al mismo tiempo exceder a la petición real, sólo se le practicaron dos, aunque la segunda fue de doble cantidad. La actividad sangradora de los médicos franceses en la primera mitad del siglo XIX, capitaneados por Broussais, un cirujano militar agresivo, llegó a extremos pocos creíbles. En el año 1830, tuvieron que ser importadas a Francia 41 millones de sanguijuelas, mientras que diez años antes bastaban dos o tres millones para satisfacer todas las demandas.

Las ideas religiosas sobre la menstruación pudieron haber reforzado el fundamento de la sangría "*La mujer es impura, y con cada ciclo lunar vierte el exceso de sus impurezas al exterior a través de su matriz". "El* Levítico afirma que en esas circunstancias la mujer permanece contaminada por espacio de siete días, si un hombre se acuesta con ella adquiere su impureza durante siete días también. Si llega a tocar la más pequeña parte de su cuerpo, tendrá que lavar sus vestidos, bañarse en agua y será impuro hasta la tarde. La medicina árabe llama "mal de amor" a aquel enamoramiento que desborda los límites normales y que, por lo tanto, debe ser tratado por un médico. El libro persa "*Los cuatro tratamientos*", del médico *Aruzi* (s. XII), informa en los últimos capítulos sobre el mal de amor (6)(7). Según este texto, el famoso médico *Ibn Sina (Avicena)*, curó a un enfermo de esta enfermedad. Observó que al paciente se le aceleraba el pulso al mencionar el nombre de la persona amada, reconociendo así la causa de su mal y prescribiéndole el matrimonio. El príncipe se curó. En la actualidad a veces falla esta receta y en algunos casos el afectado manifiesta que ya no la necesita "porque ya no se le acelera el pulso ni se le para el corazón".

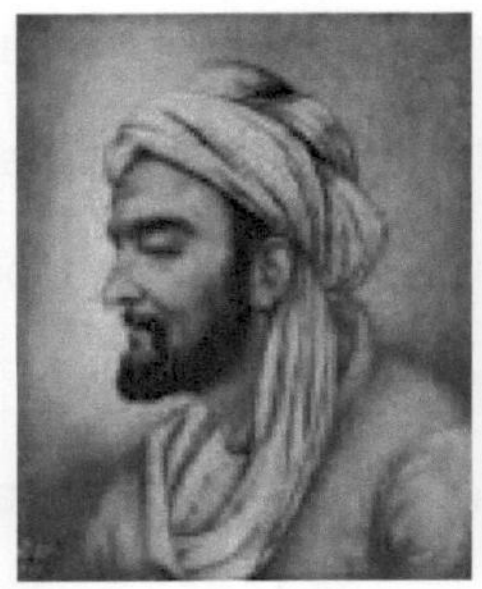
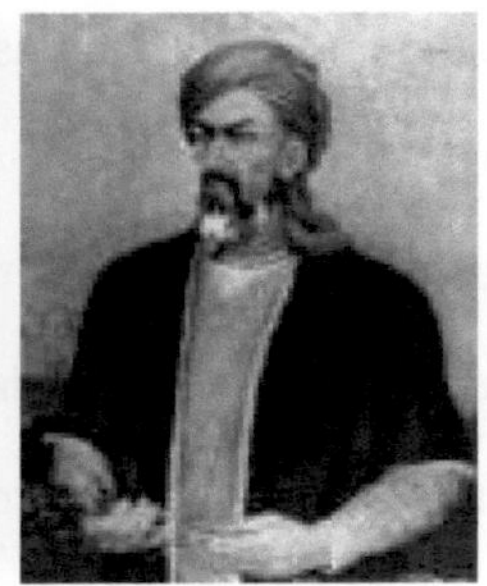

Avicena. Ibn Sina.

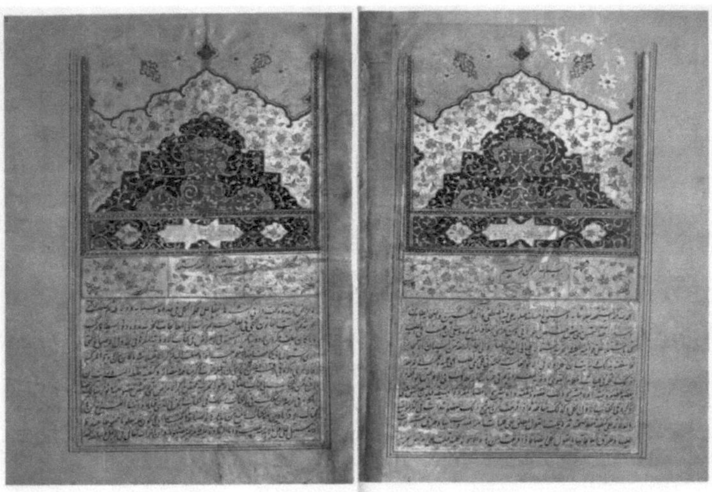

Canon de Avicena. La obra más importante de este autor.

El médico Alí ibn al-Abbas al-Magusi cita métodos de tratamiento alternativos en su Libro real, donde introduce el "Mal de amor" entre las pesadillas y la parálisis. Contra esta enfermedad recomienda medidas "humedecedoras", como entre otras, los baños en agua dulce, montar a caballo y mucho deporte. En su opinión también son útiles las fricciones con aceite de clavel, beber vino, contemplar jardines y campos, escuchar bellas melodías, tocar el laúd y cantar salmos. El enfermo debe mantenerse ocupado para que sus pensamientos se desvíen de la persona amada. Debe discutir mucho porque, si así lo hace, con el tiempo olvidará a la persona que con tanta pasión ama. Además, el coito con una persona que no sea la amada ayuda a reducir la pasión y a mantenerse alejados. En caso de no funcionar las recetas anteriores, una sangría doble seguramente era infalible. Probablemente la mayoría de los pacientes apreciaban más la primera prescripción.

La introducción del análisis numérico (es decir la estadística) y su aplicación a los resultados obtenidos con la sangría, por parte de Pierre-Charles-Alexandre Louis (1787-1872), produjo no sólo un duro golpe para este procedimiento sino también un reforzamiento de la tendencia incipiente a valorar de forma científica los resultados de los demás métodos terapéuticos. Sin embargo los procedimientos de sangría aunque muy escasos aún existen en la medicina tradicional y también en la medicina alopática y a través de sanguijuelas.

2.4 DEL MISTICISMO A LA EXPLICACIÓN CIENTÍFICA.

Todos los misterios de la sangre empezaron a aclararse en el mismo siglo XVII. Swammerdam y Anthony van Leeuwenhock describieron los glóbulos rojos y Malpighi las anastomosis capilares. (5)(6)(7).

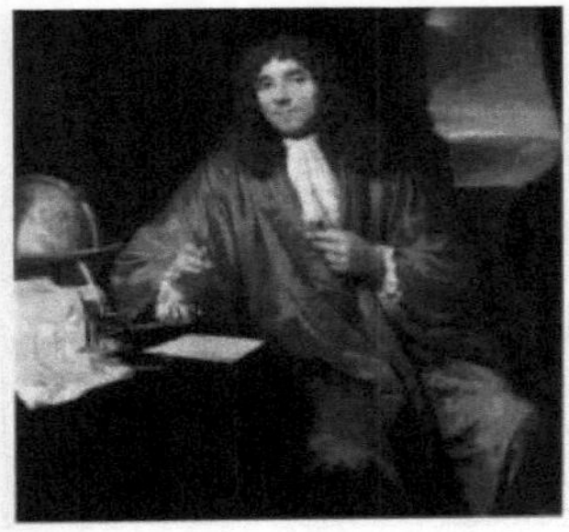

Anthony Van Leeuwenhock.

Anthony Van Leeuwenhock (1632-1723), fue la primera persona en describir los corpúsculos sanguíneos a través de un microscopio.

Su profesión era la de comerciante de lino, en Delf, Holanda, aunque fue un naturalista experto de su época.

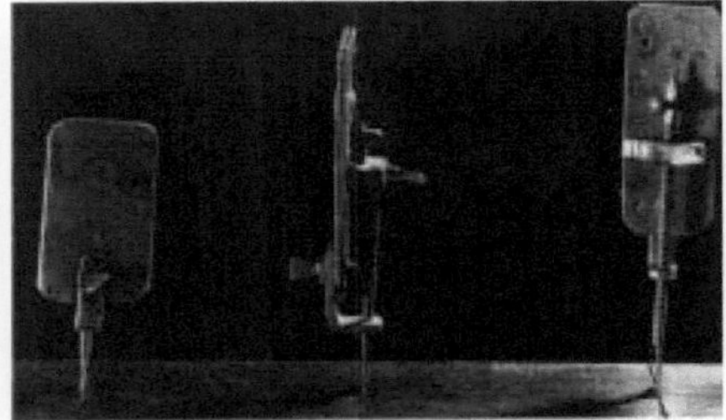

Microscopio de Anthony van Leeuwenhock, con la que demuestra la existencia de Glóbulos rojos. (1673) y que fue construido por el mismo.

Boyle y Hooke iniciaron la investigación del oxígeno y Priestley y Lavoisier, que murió en a guillotina, la completaron durante el XVIII. Y cuando en el siglo XIX Funke describió la hemoglobina, Paul Erlich clasificó los leucocitos (estableciendo claramente a la medula ósea como el órgano hematopoyético) y, Alfred Donné y William Addison descubren las plaquetas, como señaló el Dr. Álvaro Gómez Leal, distinguido hematólogo mexicano, "entonces la sangre quedó en el triste papel de un líquido sin significación divina o espiritual".

Sin embargo la sangre también ha acompañado a la humanidad a través de su historia en la pintura, literatura, música entre otras bellas artes. Un ejemplo de la literatura reciente, en donde le otorgan un primer lugar protagónico a la sangre, referido por el Dr. Gómez Leal, es el relato de García Márquez en *"Cien Años de Soledad". "Cuando José Arcadio Buendía se suicidó de un pistoletazo, un hilo de sangre, que le brotaba del oído derecho, salió por debajo de la puerta, alcanzó la calle, dobló una esquina a la derecha y otra a la izquierda, llegó a la casa de su madre, pasó por la sala pegado a las paredes para no manchar los tapices y apareció en la cocina, donde Úrsula se disponía a partir treinta y seis huevos para el pan. Úrsula exclamó "¡Ave María Purísima!", y siguiendo el hilo de sangre en sentido contrario, encontró el cadáver de su hijo."*

Los cultos religiosos, muy especialmente el cristianismo, han considerado a la sangre y algunas veces a sus enfermedades como un elemento importante en su marco teogónico. La estigmatización (o como le llaman los hematólogos, la Púrpura Psicógena) ha existido a partir de la crucifixión de Cristo. Un ejemplo de quien ha padecido esta enfermedad es San Francisco de Asís, el primer santo ecologista y que promovió la Hematología (a través de sus estigmatizaciones) y por supuesto , la sangre.

2.5 INTENTOS DE TRANSFUSION A LO LARGO DE LA HISTORIA.

La sangre humana y animal se ha utilizado desde la antigüedad con multitud de propósitos rituales y supuestamente medicinales. Parece ser que los faraones del antiguo Egipto se bañaban en sangre humana con el fin de recuperarse de sus dolencias, entre las que se encontraba la lepra y la elefantiasis, en los escritos antiguos egipcios se han encontrado textos que narran como el hijo del rey Esar-Hadon, de la antigua Asiria bebió sangre para su uso interno, tal como su médico le recomendó.(8)

Históricamente hablando y considerando el concepto de la ingesta de sangre como aporte de vida nuestro organismo, podríamos considerar ésta como el primer antecedente de transfusión de sangre. (6)

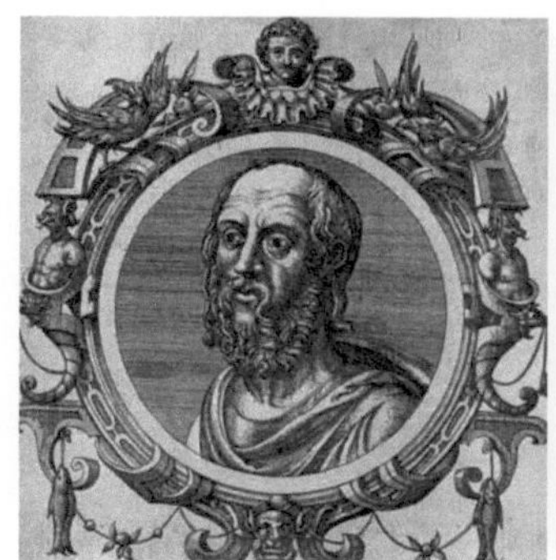

Plinio.

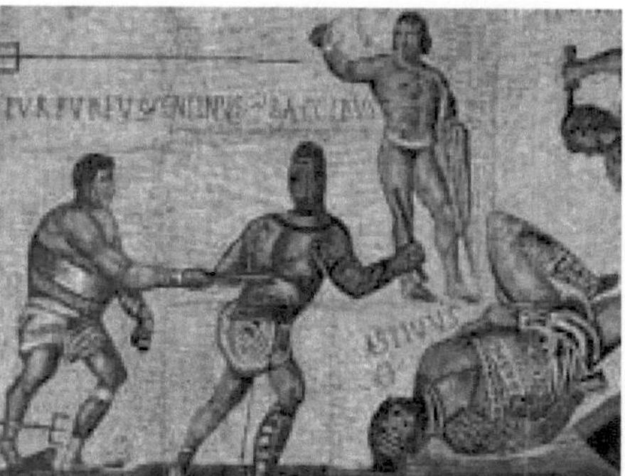

Gladiadores en a arena

Durante la época del imperio romano, el naturalista *Plinius* y los médicos *Scribonius Largus* y *Galen* recomendaban su ingestión por vía oral como remedio para controlar algunas enfermedades, principalmente la epilepsia.(7), incluso bebían la sangre de los gladiadores heridos en el circo para adquirir su vigor e ingenio creativo, perpetuándose esta practica durante siglos.

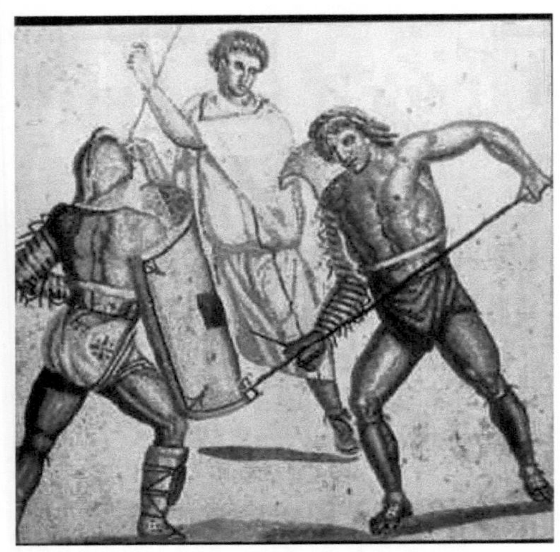

Gladiadores luchando

También se practicaba el baño sustituyendo el agua por el rojo y viscoso líquido sanguíneo, tal como hacía el emperador Constantino, El Grande.

Entre grupos étnicos de Asia y Mesoamérica de hace 2000 años es frecuente encontrar la descripción de la ingesta de carne humana de los enemigos y también de algunos animales para adquirir fortaleza y en su caso, las buenas cualidades de los animales.

En la Edad Media se tomaba la sangre o se frotaba el cuerpo con ella para fortalecer el organismo, sanar encantamientos y conjuros mágicos. Existen informes sobre las transfusiones de sangre que se remontan a los antiguos griegos, sirios y egipcios , comentándose que la primera transfusión de sangre fue realizada al papa Inocencio VIII en 1492, los donantes fueron tres niños de 10 años que murieron enseguida y la vida del pontífice no se salvó. Pero para llegar a la transfusión sanguínea con todos los requerimientos, los médicos tuvieron que poseer datos anatómicos y fisiológicos sobre la circulación aunque hay informes que aunque estaban reseñados ya en manuscritos árabes, no los tomaron en cuenta. Se dispone también de testimonios que indican que el descubrimiento de la existencia de la circulación sanguínea por el inglés *William Harvey* en 1628 y la identificación de la conexión capilar de las arterias con las venas por el italiano *Marcelo Malpighi*, constituyeron las premisas de los primeros ensayos de las transfusiones.

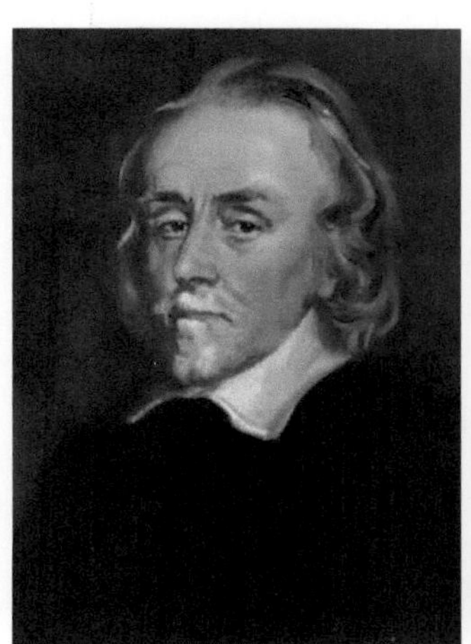

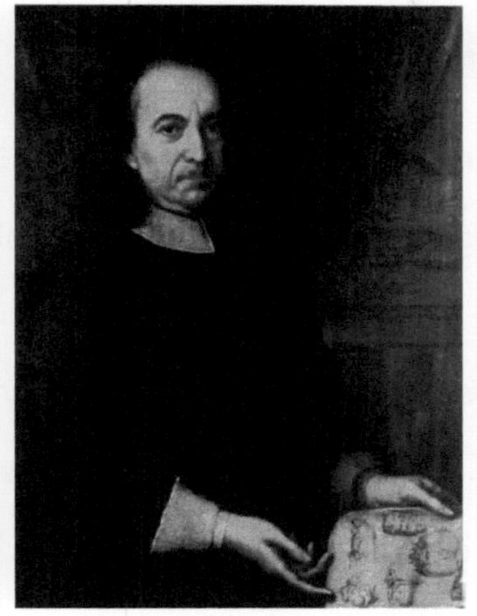

William Harvey **Malpighi**

Con el surgimiento del instrumental médico necesario, el propósito de la transfusión sanguínea resultó más viable y en el siglo XVIII se inicio la práctica de inyectar sustancias en el interior del torrente sanguíneo, siendo uso habitual instilar vino en los perros de caza para el tratamiento de algunas enfermedades. *Johan Sigmund Elsholtz (*1623-1688), médico de cabecera de Guillermo de Brandeburgo , en 1665 publica *Clysmatica Nova,* que contiene la primera referencia de una inyección intravenosa en un ser humano.

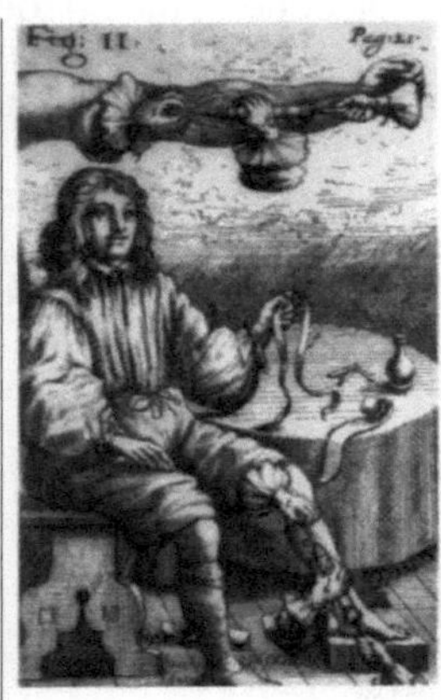

Joham Sigismund Elsholtz , 1667.

Primera representación de una inyección intravenosa en seres humanos.

Daniel Major de Padua (1634-1693) administro medicación intravenosa mediante unos cilindros de plata muy finos, sugiriendo que era posible inyectar sangre en las venas pero no quedan pruebas de que lo consiguiera en hombres. La idea de pasar la sangre de una vena a otra se atribuye a *Jerónimo Cardanos* y Magnus Pegelius en el siglo XVI, y a Andrea Libavius la de arteria a vena en 1615. (8). El monje Roberto Galats describió el método con que hacía las transfusiones en 1656, auxiliado por una bolsa de cuero.

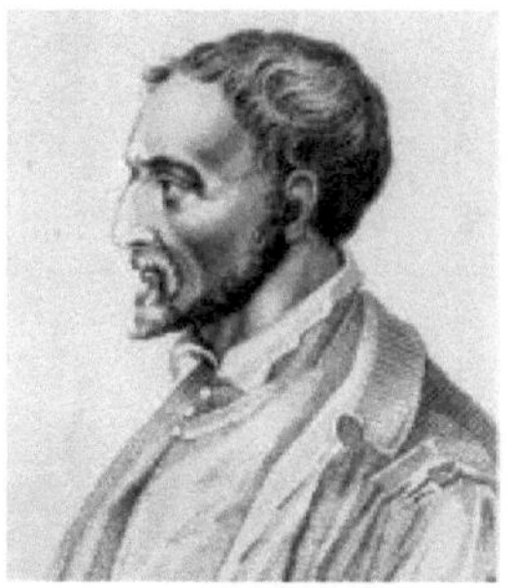

Jerónimo Cardanus.

En febrero de 1665, el anatomista inglés *Richard Lower (1631-1691)* logró la primera transfusión entre animales, al extraer la sangre de la arteria carótida de un perro e introducirla a otro a través de la vena yugular.

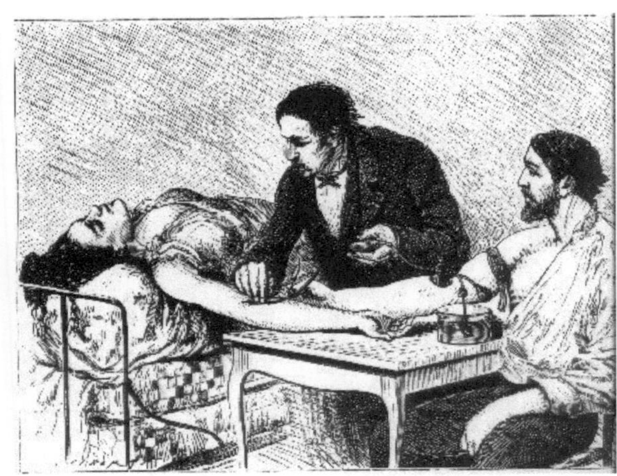

James Bludell.

Dos años después 1667, el cirujano francés *Jean Baptiste Denis* realizó con éxito la primera transfusión de una oveja a un hombre joven de 15 años, El joven llevaba varios meses con fiebre y los médicos le habían practicado aproximadamente unas veinte sangrías cuando Denis decidió administrarle 250cc de sangre de cordero y puesto que el muchacho no murió la transfusión se considero un éxito , aunque no se sabe bien si el éxito reside en el cese de las sangrías .En noviembre de 1667, en Inglaterra , Richard Lower transfundió a un hombre saludable pero con demencia la sangre de un cordero ,aquel paciente también sobrevivió, debido a estos éxitos , esta operación se fue sistematizando por el propio *Denis* y por el también cirujano alemán *Matthäus Gottfried Purmann* pero, como es de suponer, en muchas ocasiones ambos fracasaban en su empeño, que a veces llegaba a tener un desenlace fatal . Ello trajo por consecuencia que en 1668, el gobierno de París y la curia pontificia prohibieran terminantemente la práctica de las transfusiones y que con el tiempo el procedimiento fuera quedando prácticamente en el olvido. El gobierno italiano también declaro fuera de la ley las transfusiones entre personas, pero no así la real sociedad de Londres, que mantuvo su conformidad. Durante los siglos XVII-XIX se demostró mediante transfusiones experimentales entre animales e incluso personas que podía restituirse la sangre de animales desangrados, que la sangre transportaba el oxigeno y que si se hacia incoagulable retirándole la fibrina podía inyectarse a los hombres. (6)(8).

Durante el siglo XIX, se reiniciaron los intentos de hacer transfusiones sólo en aquellas situaciones en que peligraba la vida de las personas, lo que trajo consigo la realización de muchos trabajos experimentales en ese campo, que culminaron con el logro, por el cirujano inglés *James Bludell*, de la primera transfusión entre seres humanos en 1818. El paciente en cuestión falleció a las 56 horas de haberse transfundido. En sus investigaciones previas Bludell había llegado a la conclusión de que la sangre de una especie determinada era posible que no le sirviera a otra especie, por lo que en el último cuarto de siglo XIX se detuvieron las transfusiones entre seres humanos y otros animales.

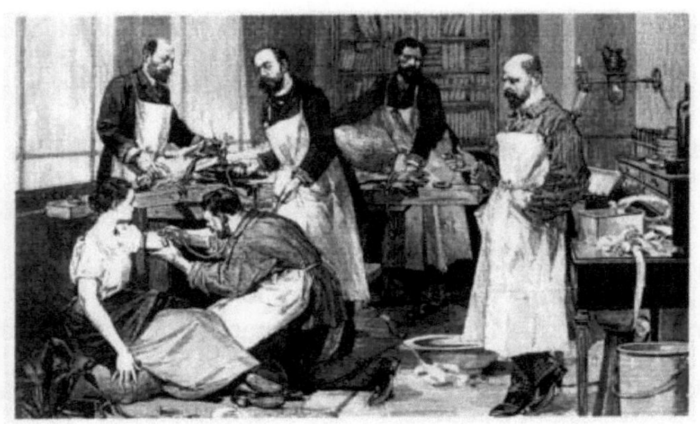

Intento de curación de un enfermo de tuberculosis con transfusión de sangre de cabra.Grabado de 1892, biblioteca de las artes decorativas, Paris.

Con posterioridad, fue por mucho tiempo un misterio el hecho de que semejante operación fuera tolerada sin consecuencias por algunos individuos, mientras que en la mayoría de los casos ésta provocaba reacciones que conducían al choque y casi siempre a la muerte. (8).

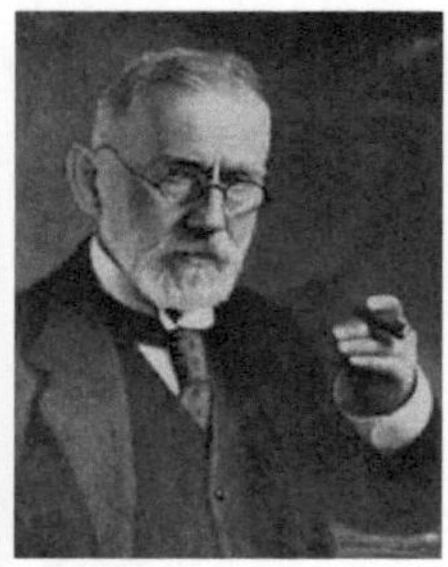

Paul Erlich 1854-1915.

En España fue el Dr. José Ustariz Escribano destinado en la sala de cirugía del hospital de la princesa el primero en practicar una transfusión de sangre utilizando la suya propia para ello. La ciencia transfusional moderna se inicio en los primeros años del siglo XX, a partir de que el serólogo alemán *Paúl Ehrlich* introdujera el análisis microscópico de la sangre(9), pudo permitir al bacteriólogo austriaco *Karl Landsteiner* despejar la incógnita, al demostrar, primero mediante la experimentación con animales, que tal intolerancia entre sangre de distintos seres vivos se debía a una aglutinación de los eritrocitos.

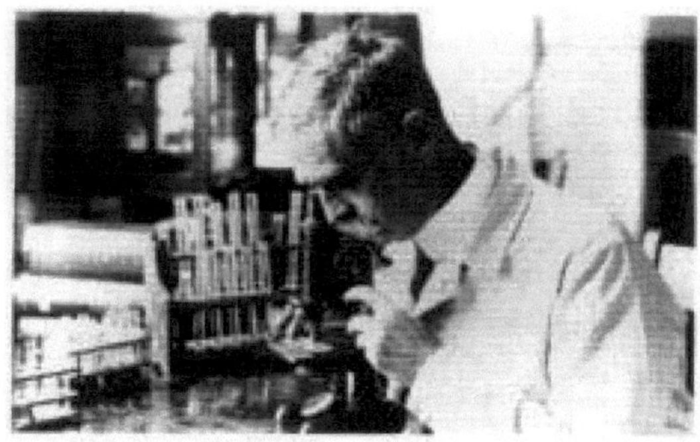

Karl Landsteiner 1868-1943 descubridor de los grupos sanguíneos.

Posteriormente comprobó que el mismo principio regía para los humanos determinando el sistema sanguíneo ABO. En la célebre primera observación que hiciera él mismo acerca de su trabajo titulado "*Sobre el conocimiento de los efectos antifermentativos, líticos y aglutinantes del suero sanguíneo y de la linfa, Landsteiner* estableció que el "*suero de personas sanas no sólo* *aglutina los glóbulos sanguíneos de los animales, sino también muchas veces el de sus semejantes. Queda ahora por determinar si este fenómeno tiene su explicación en la existencia de diferencias individuales congénitas, o es causado por factores externos que pudieran hasta ser de origen bacteriano." (10)*Después de un tiempo dedicado al estudio de esta problemática, *Landsteiner* dio a conocer a la comunidad científica que la intolerancia de muchos individuos a las transfusiones estaba genéticamente condicionada por sus grupos sanguíneos y que no tenía nada que ver con la influencia de factores externos. Para demostrar su afirmación, se basó en los resultados de los experimentos que hizo con la sangre de 6 hombres sanos (incluido él mismo) y la de 6 mujeres embarazadas con sus respectivas placentas. En un trabajo que publicó en 1901, puso de manifiesto sus observaciones de un modo conciso: "En un número de casos pertenecientes a un grupo (A), su suero reacciona a los glóbulos sanguíneos de otro grupo (B), pero no a los de su propio grupo, mientras que los glóbulos de los integrantes del grupo A obtienen similar respuesta del suero de los del grupo B. En un tercer grupo (C), el suero puede aglutinar los glóbulos de los grupos A y B, aunque el suero de éstos no responde a los glóbulos del primero". La cita anterior caracteriza la definición actualmente vigente de los grupos sanguíneos A, B y O -el grupo denominado C por Landsteiner, se identifica como grupo O desde 1910-, y por otra parte, pone en claro que un individuo del grupo C=O es un donante universal, pues puede dar una determinada cantidad de su sangre a cualquier receptor sin que éste sufra trastornos producto de la transfusión.

Un cuarto grupo sanguíneo clásico fue descubierto en 1902 por *Alfred von Decastello* y *Adriano Sturli*, colaboradores de *Landsteiner*. En un principio, ambos científicos lo llamaron "grupo de los sueros sin identificar", a modo de caracterizar su deficiente capacidad aglutinante. El nombre de AB, con el que hoy se conoce este grupo, fue propuesto en 1910 por *Emil Freiherr von Dungern y Ludwik Hirszfeld*, del Instituto de Investigaciones del Cáncer de Heidelberg. Ellos fueron también los que sugirieron el cambio del nombre al grupo C por el de O y los que demostraron que la transmisión hereditaria de los grupos sanguíneos obedece a la Ley de Mendel.

A pesar del descubrimiento del sistema ABO de los grupos sanguíneos, continuaron produciéndose en ocasiones episodios de hemólisis en las transfusiones, y resulta particularmente impresionante el hecho de que en 1940, cuando ya contaba 72 años de edad, *Landsteiner* lograra descubrir la existencia del factor Rhesus, conjuntamente con *Alexander Salomon Wiener*. Este aglutinógeno, conocido generalmente como factor Rh, se convirtió muy rápido en un recurso imprescindible para la determinación de los grupos sanguíneos y para evitar la producción de reacciones hemolíticas. Poco tiempo antes de la muerte de *Landsteiner*, se publicaron los resultados de un estudio hecho por él y *Wiener* acerca de la transmisión hereditaria del factor Rh.

En estos apuntes no puede tampoco dejar de mencionarse el descubrimiento de *Landsteiner* y *Philip Levine* de otros 3 factores sanguíneos humanos, a los que llamaron M, N y P y que aún se utilizan en el diagnóstico y prevención de ciertas situaciones poco frecuentes de intolerancia a las transfusiones. Dicho hallazgo, que tuvo lugar en 1927, llevó a *Landsteiner* a la conclusión de que cada persona tiene características serológicas individuales y específicas. Con sus trabajos para encontrar la explicación a la aglutinación de los eritrocitos, tuvo además la oportunidad de ser el primero en discernir el fenómeno de la autohemólisis, responsable de las anemias hemolíticas por autoinmunidad.

El descubrimiento de los grupos sanguíneos humanos así como sus descubrimientos en inmunohematologia fueron motivos más que justificados para que *Landsteiner* fuera merecedor del Premio Nobel de Medicina y Fisiología, el cual recibió en 1930. Además de todos los hallazgos de este científico antes descritos, los métodos por él desarrollados para la caracterización inmunológica de ciertas enfermedades como las hemólisis autoinmunes, la hemoglobinuria paroxismal nocturna, la sífilis y la poliomielitis, son todavía de gran importancia para la investigación y el diagnóstico en el campo de la inmunología.

En el mes de noviembre de 1914, el Dr. Agote logró efectuar exitosamente la primera transfusión de sangre en un recipiente sin que se coagulara, experiencia de trascendencia internacional que se llevó a cabo en el Hospital

Rawson de Buenos Aires.
Por entonces, tan solo el médico francés Jean Baptist Denys había conseguido realizar una transfusión de sangre de un carnero a un paciente en 1667 y en 1900 su colega austríaco Karl Landsteiner descubrió substancias en la sangre capaces de aglutinar glóbulos rojos en la sangre de otros seres humanos, los denominados grupos sanguíneos y la incompatibilidad entre unos y otros, un paso trascendente que habría de coronar exitosamente el médico Argentino.

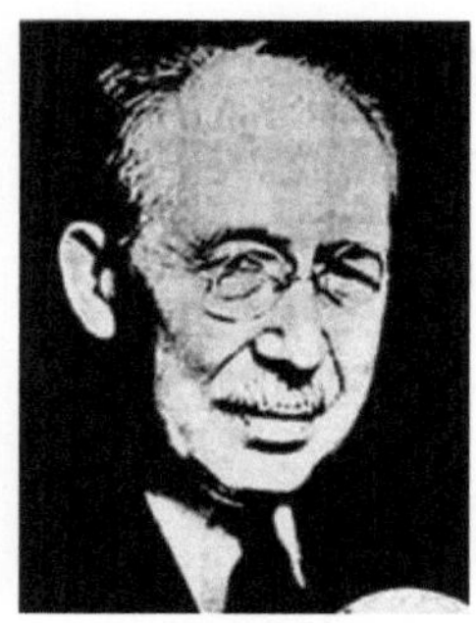

Dr Agote.

Tras incontables experimentos, el Dr. Agote y su asistente de laboratorio Lucio Imaz, determinaron que una substancia de sodio era la que evitaba la formación de coágulos en la sangre. Después de varias pruebas, el 9 de noviembre de 1914, concretaron exitosamente la transfusión de 300 cm3 de sangre, donada por un empleado del Hospital a una parturienta que tres días después dejó el nosocomio en perfecto estado de salud.

El doctor Agote comunicó su descubrimiento al mundo y en un primer momento solo recibió respuestas corteses por vía diplomática. Cuando el "New York Herald" publicó una síntesis de su método, el tema comenzó a interesar, a tal punto que el norteamericano Lewinsohn y el belga Hustin se apresuraron a reclamar el descubrimiento como propio (venían trabajando paralelamente al científico argentino). Se entabló entonces una polémica en la que unos y otros se atribuyeron la prioridad aunque la publicación del estudio en el periódico norteamericano y las constancias del anuncio del descubrimiento efectuadas oportunamente por el Dr. Agote, fueron pruebas contundentes que dejaron aclarado que fue él quien primero logró la hazaña.

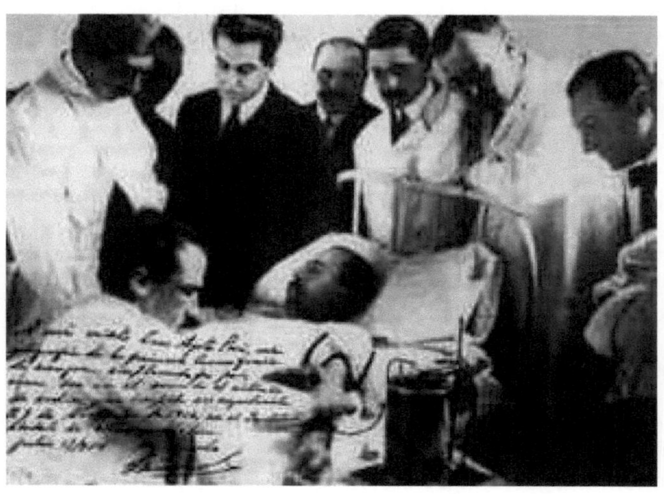

Primera transfusión de sangre llevada a cabo en el hospital Rawson e 1914.

3. TRANSFUSIONES DE SANGRE EN CIRUGIA ORTOPEDICA Y SUS ALTERNATIVAS EN PACIENTES QUE LA RECHAZAN.

En el mundo actual en el que vivimos, en el que hay una mayor esperanza de vida, hay una gran morbilidad articular, siendo la patología degenerativa y su reemplazo protésico una de los grandes campo de batalla de la Cirugía Ortopédica moderna.

La cirugía de reemplazo articular conlleva en un elevado porcentaje de casos la necesidad de transfusiones sanguíneas en el postoperatorio inmediato 20-70% según las series. Desde que se ha desarrollado la preocupación por el contagio de enfermedades infecto-contagiosas (SIDA , HEPATITIS B Y C, etc.) y reacciones inmunológicas, a través de la sangre y derivados sanguíneos hay muchos pacientes que rechazan las transfusiones. Existe una comunidad religiosa (Testigos de Jehová) que por sus creencias rechazan también las mismas, por todo esto se ha desarrollado una corriente investigadora y de ciencias básicas dirigidas hacia el control y prevención del contagio transfusional, así como del desarrollo de unos protocolos de actuación para los pacientes que rechacen las transfusiones, que pueden ser aplicados en el marco de la cirugía protésica reglada. Los pacientes deberán solicitar de forma legal una *DECLARACION DE VOLUNTAD FINAL VITAL ANTICIPADA,* que registra el derecho que una persona tiene a decidir sobre las actuaciones sanitarias de las que pueda ser objeto en el futuro, en el supuesto de que llegado el momento carezca de capacidad para decidir por sí misma, en este caso el rechazo a la transfusión sanguínea.

La Consejería de Salud ha implantado el "Registro de Voluntades Vitales Anticipadas", donde se inscriben y registran la totalidad de las declaraciones realizadas por los ciudadanos.

Aunque ha habido casos frecuentes de cirujanos que han rehusado tratar a pacientes que por creencias religiosas u otros motivos rechazan las transfusiones, porque les ha parecido que la posición de estos sobre el uso de los productos sanguíneos "le ataba las manos", actualmente muchos médicos hemos optado por considerar que la situación es solo una complicación adicional que pone a prueba nuestra destreza. Puesto que los

Testigos de jehová no se oponen a los fluidos de reemplazo de naturaleza coloidal o cristaloide, ni al electrocauterio, la anestesia hipotensiva ni la hipotermia, estos métodos y otros que impliquen circuito cerrado de circulación sanguínea se han empleado con buen éxito.

Los Testigos reconocen que, desde el punto de vista médico, la firme convicción a que ellos se atienen parece añadir un grado de riesgo a su caso y pudiera complicarlo. Por consiguiente, generalmente manifiestan más agradecimiento que el acostumbrado por la asistencia que reciben. Además de tener los elementos vitales de una fe profunda y el deseo intenso de vivir, cooperan gustosamente con los facultativos y el personal médico. Así, el paciente y el médico están en unión al enfrentarse a este singular desafío.

Por todos estos motivos en este trabajo pretendo presentar una revisión exhaustiva de las alternativas de actuación, prequirúrgica, intraquirúrguica y postquirúrgica que estará enmarcado en el seno de la cirugía ortopédica de reemplazo articular programada de rodilla, extensible a cirugía de cadera y columna, que permita trabajar a los profesionales médicos con la mayor de las garantías para afrontar este tipo de cirugía sin necesidad de transfundir a la los pacientes así como mi experiencia personal con un protocolo prefijado de actuación frente a estos pacientes que rechazan de forma voluntaria las transfusiones sanguíneas.

3.1 ASPECTOS LEGALES.

En el ámbito Europeo donde vivimos , el *Convenio para la protección de los Derechos Humanos y Libertades Fundamentales,* establece , en idéntico sentido , que "toda persona tiene derecho a la libertad de pensamiento , conciencia y religión" y que el derecho a manifestar la religión o las convicciones no tiene más restricciones que las que las leyes prevean cuando "constituyan medidas necesarias , en una sociedad democrática, para la seguridad pública , la protección del orden , de la salud y la moral públicas". Específicamente , en lo que se refiere al consentimiento , al rechazo de los tratamientos médicos, el *Convenio de los Derechos Humanos* y *Biomedicina* del consejo de Europa, establece como norma general (que "Una intervención en el ámbito de la sanidad solo podrá realizarse después de que la persona afectada haya dado su libre e inequívoco consentimiento"(11) y que la persona afectada "podrá revocar libremente su consentimiento";y en otro artículo se recoge que "serán tomados en consideración los deseos expresados anteriormente con respecto a una intervención médica por un paciente que , en el momento de la intervención, no se encuentre en condiciones de expresar su voluntad"(12).

En el mismo sentido que lo hacen estos instrumentos internacionales, la Constitución Española (CE), reconoce el derecho de la libertad ideológica y religiosa(13), estableciendo que " ninguna confesión religiosa tendrá carácter estatal y que las restricciones a la libertad religiosa solo podrán realizarse con la finalidad de mantener el orden público" , siempre de acuerdo con previsiones legalmente instituidas.

La raíz de la cuestión podemos situarla en la confrontación entre dos bienes jurídicos o derechos fundamentales de la persona. Por una parte, el derecho a la vida que a todos reconoce la Constitución (14) , y por el otro, el libre desarrollo de la personalidad, previsto en el mismo texto fundamental (15), dentro del cual se incluye la libertad para disponer del propio cuerpo relacionado a su vez con el principio de autonomía y en último lugar, con el derecho fundamental a la integridad física (15). Sin embargo, el hecho de que exista una confrontación entre tales derechos, que haya de resolverse en aquéllos casos en que se plantea, se debe a la inexistencia en nuestro ordenamiento jurídico de un "derecho fundamental a la propia muerte", es decir, que el derecho a la vida constituye un derecho fundamental indisponible por la persona, en este caso por el paciente. El propio Tribunal Constitucional, en su Sentencia 120/1990,

Fundamento Jurídico nº 7, recuerda que ".....*el derecho a la vida, reconocido en el artículo 15 C.E., tiene un contenido de protección positiva que impide configurarlo como un derecho de libertad, que incluya el derecho a la propia muerte...... En virtud de ello, no es posible admitir que la Constitución garantice en su artículo 15 el derecho a la propia muerte....".* Y el mismo Tribunal Constitucional señala, en este caso en su célebre Sentencia 154/2002 de 18 de julio referida a la solicitud de amparo de unos padres de un menor fallecido a causa de la negativa a aceptar transfusiones de sangre por motivos religiosos, que "*en definitiva, la decisión de arrastrarse a la propia muerte no es un derecho fundamental sino únicamente una manifestación del principio general de libertad que informa nuestro texto constitucional*". Debemos partir de la base de que la negativa genérica al tratamiento prescrito es un derecho legalmente garantizado (artículo 2.4 de la Ley 41/2002 de 14 de noviembre básica reguladora de la autonomía del paciente), de forma y manera que, el resultado que pueda derivarse de esta decisión de auto-puesta en peligro sin riesgo para la vida, libremente tomada por el paciente, derivaría en exclusiva responsabilidad del mismo, al reconocérsele un ámbito de libertad propio y exclusivo. Consiguientemente, el médico no asumirá competencia o responsabilidad alguna en dicho resultado si respeta aquélla decisión, puesto que a la intervención de terceros (en este caso el propio médico) en tales situaciones, no cabe imputarles resultado alguno. Si por el contrario, el médico ignora la voluntad del paciente y le impone el tratamiento prescrito, podría incluso llegar a ser responsable de un delito de coacciones. Sin embargo, en el supuesto en el que la auto-puesta en peligro, por la libre y voluntaria decisión del paciente de rechazar las transfusiones de sangre por motivos religiosos y una vez prestado el consentimiento pertinente, traiga consigo un riesgo para la vida, la actuación del médico respetando tal voluntad, estaría amparada por el carácter justificante del consentimiento prestado por el paciente y siempre y cuando no existan otros tratamientos alternativos a la transfusión. La jurisprudencia del Tribunal Supremo (por todas, Sentencia 950/1997) sostiene que *"..... el adulto capaz puede enfrentar su objeción de conciencia al tratamiento médico, debiéndose respetar su decisión, salvo que con ello se ponga en peligro derechos o intereses ajenos, lesione la salud pública u otros bienes que exigen especial protección......"*. Aquí se presentan también los casos en los que el paciente no puede oponer su objeción de conciencia al tratamiento prescrito cualquiera que este sea, puesto que primarán sobre su voluntad los "intereses generales" de la salud pública o los derechos o intereses de terceros que se vean afectados por su decisión, como también señala la Ley 41/2002.

Para quienes consideran que el derecho a la vida es un bien indisponible en cualquier circunstancia, y que merece una protección absoluta y en todo caso mayor que para el resto de derechos fundamentales, la conducta del médico que procede a la transfusión de sangre aun en contra de la voluntad libremente manifestada por el paciente, estaría amparada por el estado de necesidad justificante previsto en el Código Penal. Pero, contrariamente, también hay que destacar la opinión que sostiene que imponer coactivamente un tratamiento médico, en el caso que nos ocupa la transfusión de sangre, supondría una lesión grave del derecho a la libertad y a la dignidad de la persona, también derechos fundamentales.

Aquéllos que sostienen esta opinión también consideran que la ponderación de los bienes jurídicos en conflicto (vida y libertad y/o dignidad de la persona) ha de tener en cuenta las concepciones sociales vigentes en el momento de tomar una decisión.

Por otro lado y a pesar de este planteamiento, en la teoría sí podría llegar a exigírsele responsabilidades al menos penales (homicidio por omisión, omisión del deber de socorro, etc.,), al médico que respete la voluntad del paciente que haya rechazado la transfusión de sangre prestando su consentimiento libre, serio, expreso e inequívoco, en tanto en cuanto el consentimiento informado dirigido *"a la propia muerte"* carece de cobertura legal. Conviene recordar en este sentido que el artículo 11.3 de la Ley 41/2002 antes citada, señala que "no serán aplicadas las instrucciones previas contrarias al ordenamiento jurídico, a la lex artis, ni las que no se correspondan con el supuesto de hecho que el interesado haya previsto en el momento de manifestarla. En el mismo sentido, el Código Deontológico señala, que *"el médico tiene el deber de intentar la curación o mejoría del paciente siempre que sea posible..."(16)* y en el apartado nº 3 del mismo artículo, *"el médico nunca provocará intencionadamente la muerte de ningún paciente, ni siquiera en caso de petición expresa por parte de éste".* Estado de necesidad justificante previsto en el Código Penal. Pero, contrariamente, también hay que destacar la opinión que sostiene que imponer coactivamente un tratamiento médico, en el caso que nos ocupa la transfusión de sangre, supondría una lesión grave del derecho a la libertad y a la dignidad de la persona, también derechos fundamentales.

Intentando responder a una de las preguntas que se plantearon al comienzo de esta columna, si el médico, ante el dilema o conflicto moral que se le plantea, que supone tener que elegir entre el respeto a la voluntad del paciente que ha rechazado la transfusión de sangre por motivos religiosos cuando esta es absolutamente necesaria para salvarle la vida, y proceder a la transfusión en contra de dicha voluntad, se decide por esta última alternativa, podría llegar a ser responsable de un delito de coacciones, de lesiones o hasta incluso de homicidio si es que el resultado final es la muerte del paciente.

Consecuentemente, ante la extrema dificultad de resolver estas situaciones y teniendo en cuenta que es en el médico sobre quien recae la responsabilidad por las consecuencias de sus actos en el ejercicio de su profesión, convendría recordar el derecho que el médico tiene a la objeción de conciencia en los casos en que se manifieste un total e irreconciliable desacuerdo entre su opinión y la del paciente.

Todo este supuesto de hecho se ha construido sobre la base de que el consentimiento y

voluntad del paciente Testigo de Jehová mayor de edad que rechaza la transfusión de sangre por motivos religiosos, ha sido prestado sin intenciones suicidas, porque en caso contrario, sí estaríamos ante un supuesto en el que se justificaría la asistencia de tipo coactivo, procediendo entonces a la transfusión, debiendo basarse el médico que la practica en el llamado estado de necesidad (17) y en la existencia de un deber general de auxilio. Si el médico, teniendo conocimiento de las verdaderas intenciones del paciente, respeta esa voluntad "ficticia" de no aceptar la transfusión, podría llegar a ser responsable de un delito de omisión del deber de socorro, partiendo del hecho de que nuestro ordenamiento jurídico no admite el suicidio y castiga a aquéllos que auxilian o cooperan en el suicidio de otro, lugar en el que se colocaría el médico que actuase de dicha forma.

A todo esto, sin duda habría que tener en cuenta otro factor causa y origen de todo el conflicto y que se constituye también en derecho fundamental, como es el de la libertad religiosa, reconocida constitucionalmente en el artículo 16, que garantiza la libertad ideológica, religiosa y de culto, sin más limitación en sus manifestaciones, que la necesaria para el mantenimiento del orden público protegido por la ley, y que ha de ser interpretado de conformidad con lo previsto en la Declaración Universal de los Derechos Humanos y en el Pacto Internacional de los Derechos Civiles y Políticos. A pesar de ello, el Tribunal Supremo en la Sentencia 950/1997 *(Rec. Casación nº 3248/1996) citada más arriba, destaca que*

".....la libertad de conciencia y de religión no se garantiza de forma absoluta e

incondicionada y, en caso de conflicto o colisión, puede estar limitada por otros derechos constitucionalmente protegidos, especialmente cuando los que resulten afectados son los derechos de otras personas", lo que se contrapone, como se verá posteriormente, con el criterio del Tribunal Constitucional.

Para concluir, y debido a la enorme dificultad para resolver lo que constituye un desafío ético, moral y/o religioso para la comunidad médica, podemos decir que algunas opiniones vertidas en el seno de la doctrina jurídica, y que tienen en cuenta la posición "vulnerable" en la que se encuentra el médico, al tener que tomar decisiones valorando y sopesando aspectos que van más allá de sus propias funciones, sostienen que deben ser los jueces los que han de indicar a los médicos, cuál ha de ser la actuación correcta en cada caso concreto.

Y a ello deberíamos añadir la regla general marcada por el Tribunal Constitucional en la sentencia 154/2002 de 18 de julio, que entiende que *"......... cuando se trata del conflicto entre derechos fundamentales, el principio de concordancia práctica exige que el sacrificio del derecho llamado a ceder no vaya más allá de las necesidades de realización del derecho preponderante".*

3.2 DECLARACION VOLUNTAD VITAL ANTICIPADA.

El derecho a realizar la declaración de voluntad vital anticipada puede ejercerlo toda persona mayor de edad, o menor emancipado, que esté en disposición de decidir con arreglo a sus convencimientos y preferencias. Hay que hacerla personalmente.

La Consejería de Salud ha implantado el "Registro de Voluntades Vitales Anticipadas", donde se inscriben y registran la totalidad de las declaraciones realizadas por los ciudadanos.

- ***Procedimiento para efectuar la declaración:***

Se necesitan los formularios que están disponibles en la pagina Web de la junta de Andalucía, en las Delegaciones Provinciales de Salud y en todos los centros sanitarios públicos de Andalucía.

El proceso es muy sencillo: simplemente tiene que solicitar una cita en el teléfono de Salud Responde (902 505 060, que atiende las 24 horas todos los día del año); también puede solicitar la cita en el portal Web de la Junta de Andalucía.

Puede cumplimentar los formularios en papel o directamente a través de este portal (en cuyo caso no necesita presentarlos ante el Encargado el Registro). En ambas situaciones estos documentos se considerarán como borrador.

Para formalizar la inscripción en el registro, deberá presentarse personalmente ante el encargado del Registro, en las Delegaciones Provinciales de Salud. Es aconsejable llevar rellenos los formularios (excepto si los ha rellenado a través de este portal) y acreditar su identidad mediante un documento como el DNI o pasaporte.

Puede anular o modificar la fecha y hora de la cita en el teléfono de Salud Responde (902 505 060, que atiende las 24 horas todos los días del año); también puede solicitar la cita en este portal, modificar el contenido del borrador, saber la situación de los trámites relativos a su solicitud de inscripción o consultar el contenido de su propia declaración

- ***Situaciones especiales:***

- Si decide nombrar un representante, para que decida por usted en caso de no poder expresar su voluntad por sí mismo, necesita que este representante dé su consentimiento por escrito en un documento de aceptación, que está disponible en este portal, en las Delegaciones Provinciales de Salud y en todos los centros sanitarios públicos de Andalucía. Igualmente puede nombrar un sustituto del representante que también deberá aceptar dicha responsabilidad con el mismo procedimiento que para el representante.

- Al presentar la declaración, es necesario acreditar la personalidad del representante mediante un documento identificativo válido (Documento

Nacional de Identidad o el Pasaporte, u otro documento equivalente, o una copia de los mismos debidamente compulsada notarial o administrativamente).

- Si el declarante es menor de edad emancipado, necesita presentar la resolución judicial de emancipación.

- Si el autor de la declaración no sabe o no puede firmar, puede firmar por él un testigo que deberá acreditarse.

- Para otras situaciones, puede solicitar información en el teléfono de Salud Responde (902 505 060, que atiende las 24 horas todos los días del año).

Si la documentación está completa y reúne todos los requisitos se incluirá en el Registro de Voluntades Vitales Anticipadas, dependiente de la Consejería de Salud de la Junta de Andalucía, siendo efectiva la declaración desde el momento de su inscripción en dicho registro (para estos trámites se requiere Certificado digital).

- ***Observaciones***:

Por ahora la Declaración de voluntad vital anticipada sólo tiene validez en el territorio andaluz, sin embargo está previsto que se extienda a todas las Comunidades Autónomas una vez se ponga en marcha el Registro Nacional.

La declaración puede modificarse o anularse en cualquier momento que lo desee por el mismo procedimiento por el que la llevó a término la primera vez.

El Registro de Voluntades Vitales Anticipadas sólo podrá ser consultado por el médico que atiende al paciente y siempre que éste no pueda expresarse por sí mismo.

- ***Modelos de voluntades vitales anticipadas en Andalucía: Ver Anexo.***

3.3 POSICIÓN DE LOS TESTIGOS DE JEHOVA SOBRE LA TERAPIA

Los testigos de Jehová aceptan tratamientos médicos y quirúrgicos, son personas profundamente religiosas que creen que ciertos pasajes bíblicos, como los siguientes, que les prohíben aceptar transfusiones de sangre: "Solo carne con su alma (su sangre) no deben comer" (Génesis 9:3-4); "Usted, tiene que derramar la sangre del animal y cubrirla con polvo" (Levítico 17:13-14); y "Que se abstengan de [...] la fornicación y de lo estrangulado y de la sangre" (Hechos 15:19-21) .

Aunque lo declarado en estos versículos no se expresa en términos médicos, los Testigos consideran que estos textos bíblicos excluyen transfusiones de sangre completa, de concentrado de hematíes y de plasma, así como también la administración de glóbulos blancos y de plaquetas. Sin embargo, el entendimiento religioso que los Testigos tienen no prohíbe de modo absoluto el uso de componentes como la albúmina, globulinas inmunológicas, preparaciones para los hemofílicos, Eritropoyetina (EPO), ferroterapia oral e intravenosa; pudiendo decidir individualmente si puede aceptarlos.

Los Testigos creen que hay que deshacerse de la sangre que se saca del cuerpo, de modo que no aceptan autotransfusiones de sangre conservada. También se oponen a las técnicas para la colección o la hemodilución intraoperatorias que envuelven el almacenamiento de la sangre. Sin embargo, muchos Testigos permiten el uso del aparato para realizar diálisis y equipo cardíaco-pulmonar , así como también el salvamento intraoperatorio en casos en que no se interrumpe la circulación extracorpórea y siempre y cuando se trate de un circuito cerrado; el médico debe consultar con cada paciente en cuanto a lo que la conciencia de este le dicta (18).

Prácticas y componentes de la sangre prohibidos.	**Prácticas y componentes de la sangre permitidos.**
• Sangre completa • Plasma • Leucocitos • Glóbulos rojos • Plaquetas • Autotransfusiones	• Albúmina • Inmunoglobulinas • Preparados para hemofílicos (Factores VIII y IX) • Recuperación de sangre procedente de circuitos cerrados.

A los Testigos de Jehová no les parece que la Biblia comente directamente sobre los trasplantes de órganos; por eso, cada Testigo tiene que tomar decisiones respecto a trasplantes de córneas, de riñones o de otros tejidos.

3.4 INDIVIDUALIZACION DE LAS NECESIDADES DE TRANSFUSION.

La transfusión sanguínea está indicada cuando la hemoglobina del paciente es inferior a 7g/dl en pacientes sanos y no suele estarlo cuando la cifra supera los 10g/dl. Entre ambos márgenes las necesidades de transfusión deben basarse en los riesgos individuales para desarrollar complicaciones por una oxigenación inadecuada.

En general, y probablemente aplicable a todos los pacientes que, se vayan a intervenir de una patología osteoarticular o no, podemos establecer una diferenciación según el riesgo para padecer complicaciones perioperatoria por un inadecuado aporte de de oxigeno:

- **Alto riesgo:** En estos pacientes se recomienda transfundir entre 8-10 g/dl de hemoglobina, pudiéndose incluir entre este grupo aquellos con arteriosclerosis sistémica, isquemia perioperatoria, enfermedad pulmonar crónica, pérdida aguda de sangre o en aquellos pacientes en los que se pueda prever una importante perdida hemática.

- **Bajo riesgo:** se recomienda transfundir entre 6-8 g/dl de hemoglobina ,.Este grupo esta formado por paciente jóvenes en los que la perdida de sangre se ha producido o se produce de forma lenta , aquellos que presentan anemia crónica o a los que durante la intervención se le ha hecho hipotermia o Hemodilución.

Se debe de individualizar los el nivel de hemoglobina o hematocrito al cual debe de indicarse la necesidad de transfusión en el perioperatorio y valorar las necesidades de incremento de transporte de oxigeno que es la única indicación real para transfundir, siendo el momento exacto de la necesidad de transfundir complejo de decidir. (19)

Una excelente forma de prever las necesidades transfusionales en un momento determinado, podría ser el cálculo preoperatorio sistemático de la pérdida de sangre máxima tolerable, siendo muy útil para ello la formula de Gross (19):

V = VSE x (Htco preoperatorio – menor Htco aceptable) / Htco medio.

(**V**: Volumen de Sangre que se puede extraer, **VSE**: Volumen Sanguíneo Estimado, **Htco:** Hematocrito.)

3.5 PRINCIPALES EFECTOS ADVERSOS DE LAS TRANSFUSIONES.

La Transfusión de sangre no es una practica clínica exenta de riesgo, efectivamente existen situaciones clínicas en las que los beneficios superan los riesgos, pero ¿que sabemos de estos riesgos?, ¿son seguras las transfusiones de sangre?.

Los riesgos de sufrir complicaciones tras una transfusión de sangre se dividen en dos grandes grupos dependiendo del momento en el que se declaren si dentro de las primeras 24h o después, por lo que se clasificara en función de este parámetro de tiempo en agudas o tardías.

Debido estas complicaciones y a la dificultad para prever y tratar algunas de las mismas existe un dicho en medicina transfusional que dice "*La sangre segura, es la que no se transfunde*"

3.5.1.- *Complicaciones agudas*: Aparecen durante el acto transfusional, o poco tiempo después (hasta 24 horas).

3.5.1.1.- De origen inmunológico:

- *Reacción hemolítica aguda.* Es el efecto adverso asociado a la transfusión más grave. Los hematíes transfundidos son destruidos de forma aguda por anticuerpos presentes en el plasma del receptor. La causa más frecuente es la incompatibilidad ABO.

- *Reacción febril no hemolítica.* La causa más frecuente es la presencia de citocinas en el producto transfundido, liberadas por los leucocitos o las plaquetas principalmente durante el periodo de almacenamiento. También podría deberse a la presencia de anticuerpos antileucocitarios en el plasma del receptor.

- *Reacción alérgica.* Se presentan en aproximadamente el 1% de los pacientes transfundidos. Se debe a la existencia de alguna sustancia en el producto transfundido (proteínas, fármacos, etc.) a la cual el receptor es alérgico.

- *Lesión pulmonar aguda asociada a transfusión (TRALI).* Se trata de un edema pulmonar no cardiogénico.

- *Aloinmunización con destrucción plaquetaria inmediata:* Se produce en pacientes con anticuerpos anti-HLA o anti antígenos plaquetarios específicos, por transfusiones o embarazos previos.

3.5.1.2.- De origen no inmunológico:

- *Contaminación bacteriana.* Se trata de una complicación poco frecuente, pero de consecuencias potencialmente mortales. Se sospecha que entre el 0.002 y el 0,4% de los concentrados de hematíes y el 0,01 y el 1% de los concentrados de plaquetas pueden estar contaminados con bacterias, mayoritariamente procedente de la flora saprofita cutánea existente en la piel del donante.

- *Sobrecarga circulatoria.* Existe el riesgo de provocar una sobrecarga con velocidades de transfusión superiores a 2-4 ml/kg /hora, sobre todo en pacientes con volumen plasmático normal o aumentado y en pacientes con funciones cardiacas o renales comprometidas.

- *Hemólisis no inmune.* Existen diversas situaciones capaces de provocar la hemólisis de hematíes del donante o del receptor durante el acto transfusional, y cuyo origen no es inmune: hemólisis mecánica, la infusión de soluciones hipotónicas o determinadas medicaciones en la vía de transfusión, el calentamiento excesivo de los hematíes, contaminación bacteriana de la unidad de sangre, etc.

- *Reacciones hipotensivas.* Se las ha relacionado con la generación de citocinas (generalmente bradicinina) durante la filtración de componentes sanguíneos celulares, especialmente si el receptor está recibiendo tratamiento con fármacos inhibidores del enzima convertidor de la angiotensina.

3.5.2.- *Complicaciones retardadas*:

Tienen lugar pasadas 24 horas después del inicio de la transfusión.

3.5.2.1- *De origen inmunológico:*

- *Reacción hemolítica retardada.* La transfusión de hematíes puede inducir la formación de anticuerpos contra antígenos eritrocitarios después de días (respuesta anamnésica a una inmunización previa) o emanas (inmunización primaria) de la transfusión. El riesgo de sensibilización por cada unidad transfundida a antígenos eritrocitarios exceptuando el antígeno Rh D) es entre 1-2%. La reacción de estos anticuerpos con los hematíes recientemente transfundidos puede producir una reacción hemolítica de carácter extravascular.

- *Aloinmunización frente antígenos eritrocitarios, plaquetarios, leucocitarios o proteínas plasmáticas.* La inmunización puede evidenciarse tiempo después de la transfusión, y generalmente sin sintomatología clínica. Si posteriormente se administran componentes portadores de los antígenos correspondientes, puede provocarse un acortamiento de la vida media de los mismos acompañado, o no, de clínica general.

- *Púrpura postransfusional.* La púrpura postransfusional se manifiesta por un descenso brusco de plaquetas, después de una transfusión, en un paciente con sensibilización previa, por transfusión o gestación. Se produce una brusca respuesta anamnésica dirigida frente el antígeno de alta frecuencia plaquetar HPA-1 (conocido formalmente como PLA 1) u otros antígenos como el PPT. El anticuerpo, paradójicamente, se comporta, como si fuera un auto anticuerpo, destruyendo tanto las plaquetas transfundidas HPA-1-positivo como las del paciente, que son HPA-1-negativo. El mecanismo por el que ocurre es poco conocido.

- *Enfermedad del injerto contra el huésped postransfusional.* Se trata de una complicación, casi siempre fatal originada por la transfusión de linfocitos T viables a pacientes con una inmunodepresión intensa o a receptores inmunocompetentes que comparten algún halotipo con el donante (familiares en primer o segundo grado, o pacientes transfundidos con productos HLA compatibles seleccionados). Los linfocitos injertan y proliferan, atacando diversos órganos y tejidos del receptor.

- *Inmunomodulación.* La transfusión de componentes sanguíneos puede originar una desregulación de la inmunidad celular, y ello está asociado, en parte, con la infusión de leucocitos y sus productos (IL-4, IL-10, TGF-1). Cuando la transfusión se sigue de un estado de hiporrespuesta o inmunotolerancia antigénica puede tener implicaciones en mecanismos que dependen de la respuesta inmune normal como son el crecimiento tumoral y el desarrollo de infecciones o procesos autoinmunes.

3.5.2.2.- *De origen no inmunológico:*

- *Hemosiderosis postransfusional.* En pacientes que requieren transfusiones de concentrados de hematíes de manera continuada y durante largos períodos de tiempo, se produce acúmulo de hierro y puede desarrollarse una Hemosiderosis. Una unidad de concentrado de hematíes contiene unos 250 mg. de hierro y después de múltiples transfusiones, la sobrecarga de hierro del organismo puede llegara ser de hasta 100g. El hierro se acumula en el corazón, el hígado y otros órganos, siendo principalmente preocupante el desarrollo de una Miocardiopatía.

- *Transmisión de agentes infecciosos.* Todas las donaciones son analizadas para la detección de agentes infecciosos como la hepatitis B, hepatitis C, VIH 1 y 2, o sífilis. A pesar de ello, existe un riesgo mínimo de transmisión de estos virus, producidos cuando la donación se realiza durante el período ventana silente o por limitaciones técnicas en la detección. Se estima que este riesgo residual en España es de 1/400.000 donaciones para el VIH, 1/250.000 donaciones para el virus de la hepatitis C, y 1/100.000 donaciones para el virus de la hepatitis B, según cálculos efectuados sobre las seroconversiones de las donaciones del periodo 2000-2002 y publicados en febrero de 2005.

A continuación se detallan los agentes microbiológicos que pueden ser contagiados durante una transfusión sanguínea:

Virus:
-Hepatitis B y agente Delta
-Hepatitis A
-Hepatitis C y otros no-A, no-B (D, E, GC, TTV)
-Parvovirus B 19 *(Aplasia)*
-HIV-1 y HIV-2 *(SIDA)*
-HH V-8 *(Sarcoma de Kaposi)*
-HHV-6
-TTV
-Citomegalovirus
-Epstein-Barr *(Mononucleosis)*
-HTLV-I *(Leucemia T y Paraparesia Espástica Tropical)*
-HTLV-II

Priones.

Bacterias:
-Estafilococos
-Difteroides
-Micrococci
-Pseudomonas
-Acromobacterias
-Coliformes
-Salmonella
-Yersinia enterocolítica
-Treponema Pall

Parásitos:
-Plasmodio falciparum
-Vivax
-Ovale
-Malariae
-Trypanosoma Cruzi (Chagas)
-Babesiosis
-Borrelia Bugdor Feri (Lyme)
-Leishmania (Wuchereria Bancroft)
-Toxoplasma Gondii

4. ALTERNATIVAS DE ACTUACIÓN, PREOPERATORIA, INTRAOPERATORIA Y POSOPERATORIA PARA EVITAR LAS TRANSFUSIONES.

4.1 JUSTIFICACION DE LAS ALTERNATIVAS.

La anemia perioperatoria es frecuente en los pacientes tratados en un Servicio de Cirugía Ortopédica y Traumatología,COT. De hecho, la primera etiología de este tipo de anemia es la pérdida hemática perioperatoria (con la consiguiente pérdida de hierro), aunque puede ser también secundaria a diversas enfermedades presentes con anterioridad a la cirugía. En la actualidad, la Transfusión de Sangre Alogénica (TSA) es el método más frecuentemente utilizado para restaurar de manera rápida y efectiva los niveles de hemoglobina en los pacientes de COT y, según el tipo de intervención, entre el 20 y el 70% de ellos son transfundidos peroperatoriamente. Esta elevada tasa de TSA se justifica en la necesidad de corregir la anemia perioperatoria, la cual se ha relacionado clásicamente con un aumento de la morbimortalidad en estos pacientes, especialmente en los de edad avanzada (20). No obstante, debe considerarse que la TSA no es una terapia exenta de riesgos o efectos secundarios, algunos de los cuales pueden comprometer la vida del paciente, así como la negativa a recibirla de las testigos de Jehová que previamente he comentado(21). Entre ellos, cada vez adquiere más importancia el denominado efecto inmunomodulador de la TSA que se ha relacionado con un aumento de las infecciones postoperatorias en distintas cirugías (22). Estos efectos adversos han propiciado la revisión de la práctica transfusional y la búsqueda de alternativas a la TSA, como la autotransfusión o la utilización de fármacos que disminuyan el sangrado o estimulen la eritropoyesis. En este sentido, cabe destacar que, si bien existe una abundante literatura sobre la profilaxis y tratamiento de la anemia (23)(24) y sobre las alternativas a la TSA en cirugía ortopédica programada (23), la relativa a cirugía ortopédica no programada o a cirugía traumatológica, como la fractura de cadera, es muy escasa (25)(26) destacando entre ellos el "Documento Sevilla "(27).

Llegado este punto podemos preguntarnos, ¿en que radica la eficacia de un programa de alternativas a las transfusiones?, lo principal es en que exista una labor de equipo, adaptándose a cada paciente y la intervención quirúrgica que se va a realizar, algunas técnicas son adecuadas para ciertos pacientes y ciertos cirujanos y no para otros. Podríamos distinguir tres principios básicos, tres pilares:

1) Tolerancia a la anemia, donde se debe estudiar al paciente para ver si tiene suficientes eritrocitos para aguantar la intervención programada. Siendo importante valorar el umbral de transfusión del paciente, habitualmente establecido en 10 g/dl de hemoglobina establecidos por Adams y Landing en un artículo publicado en 1942, pudiéndose bajar el umbral hacia 8g/dl con bastante seguridad para el paciente. La normovolemia puede ser mantenida por volumen sanguíneo inicialmente y garantizar de esta forma la oxigenación tisular.

2) Optimizar la masa eritrocitaria, es decir podemos estimular la fabricación de hemoglobina previa a la intervención para proteger mejor al paciente del sangrado de la misma y que la tolerancia sea mayor.

3) Disminuir la pérdida de sangre optimizando la coagulación durante la intervención quirúrgica así como utilizando sistemas de recuperación intra y postquirúrgicos.

4.2 ERITROPOYESIS.

Recordemos que la eritropoyesis es el proceso por el cual se produce la proliferación y diferenciación de las células madres eritropoyéticas para convertirse en eritrocitos. Cada día se renuevan alrededor del 1-1,5% de todos los eritrocitos circulantes. Este proceso, que se lleva a cabo en la médula ósea y tarda unos 5-7 días, finaliza con la liberación de los reticulocitos que se convierten en eritrocitos maduros tras un día de circulación en sangre periférica. La eritropoyesis está regulada de forma muy estrecha, siendo la eritropoyetina, sintetizada y liberada por las células peritubulares intersticiales del riñón en respuesta a la hipoxia tisular, quien desempeña el papel principal. Sin embargo, para que la eritropoyesis se desarrolle de una manera efectiva, además de eritropoyetina es necesario que haya un aporte adecuado de hierro, vitamina B12 y ácido fólico (28)(29).

Para la eritropoyesis necesitamos diariamente unos 20-25 mg de hierro, el 99 % del cual proviene del reciclado de la hemoglobina en las células del SRE. La absorción intestinal sólo aporta el 1 % restante, además de compensar las pérdidas diarias a través de heces y riñón. De modo que, cuando se produce una disminución de la absorción o un aumento de las pérdidas, se ha de recurrir a los depósitos de hierro que irán disminuyendo. El déficit de hierro acaba originando una anemia ferropénica cuando no se dispone del hierro suficiente para la síntesis de la hemoglobina (30).

4.3. MEDIDAS PREOPERATORIAS.

Los factores dependientes del paciente son importantes a la hora de determinar la necesidad de sangre en el postoperatorio, en primer lugar se debe comenzar con una evaluación clínica y planificación preoperatoria exhaustiva.

La anamnesis y la exploración física son fundamentales para identificar factores predisponentes al sangrado:

- Antecedentes personales de anemia.

- Antecedentes de sangrado anormal tanto personales como familiares.

- Enfermedades o lesiones coexistentes, renales, hepáticas, cardiacas, pulmonares.

- Antecedentes personales patológicos y/o quirúrgicos:

Tipos de procedimiento y cantidad de sangre perdida.

Tratamientos previos o factores previos que puedan aumentar el tiempo de hemorragia.

- Medicación actual que pueda influir en la hemostasia:

AAS, Aines, inhibidores de la agregación plaquetaria, Antibióticos, ACO.

- Exploración física:

Hepatomegalia, esplenomegalia, petequias, purpura, telangiectasias.

Para determinar el estado de la coagulación del paciente, es preciso la realización de unas pruebas analíticas:

- Hemograma general con perfil férrico:

Recuento eritrocitario, Hemoglobina, ferritina sérica, Vit.B12 sérica, folato sérico.

- Parámetros de coagulación:

TPP, TPa , INR, plaquetas cantidad y tamaño.

El tiempo de hemorragia es la mejor prueba general para determinarla, pero probablemente no sea necesaria en el estudio de un paciente mayor sin antecedentes de diátesis hemorrágica. Los anticoagulantes orales , (ACO) como la warfarina deben suspenderse una semana de antelación de la intervención quirúrgica, el tiempo de protrombina debe obtenerse antes de la cirugía para comprobar si la coagulabilidad es la adecuada siendo la vitamina K útil para la reversión de los efectos de los anticoagulantes orales.

Los fármacos Aines inhiben la agregación plaquetaria y pueden prolongar los tiempos de hemorragia dependiendo los efectos de estos fármacos de sus vidas medias, los de mayor vida media, como el piroxicam, con una vida media de mas de 50 horas deberían suspenderse al menos 5 días antes de la intervención quirúrgica, los de menor vida media como la indometacina pueden tomarse hasta 2 días antes de la intervención quirúrgica. La aspirina que ha dosis de 150-300mg tiene un efecto mas directo y profundo sobre la acción plaquetaria debería suspenderse en lo posible unos 7 días antes de la intervención quirúrgica. El resto de la preparación prequirúrgica se centra en preparar al paciente para las perdidas sanguíneas que se esperan durante a intervención así como con la identificación de los pacientes con alta probabilidad de recibir una transfusión y de las técnicas quirúrgicas con alta probabilidad de grandes perdidas de sangre, de esta manera se puede crear un entorno adecuado que disminuya las necesidades de transfusión sanguínea.

También es importante la disminución de las pérdidas sanguíneas durante los estudios previos a la intervención quirúrgica para ello debemos:

- Limitar la flebotomía diagnostica:

Limitar las pruebas previas al máximo.

Reducir el volumen de sangre extraído para los análisis, utilizando tubos pediátricos en

Adultos.

- Limitar las hemorragias iatrogénicas no diagnosticas.

- Evitar la hemorragia digestiva:

Profilaxis de ulceras de estrés en pacientes de riesgo utilizando si es preciso, alimentación por sonda, Inhibidores de bomba de protones, anti H2, sucralfato.

Una vez identificadas las carencias hematológicas que hacen al paciente tener un mayor riesgo de entrar en rango transfusional en el postoperatorio se pueden utilizar distintas alternativas que se detallan a continuación.

4.3.1 ERITROPOYETINA HUMANA RECOMBINANTE, rHuEPO.

METABOLISMO DEL HIERRO.

La Eritropoyetina,(EPO) es una hormona glucoproteica constituida por 165 aminoácidos con dos puentes disulfuro y cuatro puntos de glicosilación con un peso molecular de 30kD, que se secreta principalmente en un 90% por las células adyacentes a los túbulos proximales de ambos riñones, el hígado produce una pequeña cantidad, pero no es suficiente para suplir el déficit cuando cesa la producción renal. Existen varias isoformas de esta hormona, las α y β, que difieren básicamente en su contenido en hidratos de carbono (31 y 24, respectivamente), La síntesis de la EPO endógena esta regulada por la hipoxia , su producción esta favorecida por la anemia (Hb <10g/dl), hipoperfusión renal y disminución de la presión parcial de O2(31).Entre Los factores que inhiben la eritropoyesis destacan la insuficiencia renal , hiperviscosidad, inflamación, infecciones, neoplasia , quimioterapia , trasplante de medula ósea, anemia de células falciformes , prematuridad, embarazo , y la cirugía. Además existen otros factores que pueden estar implicados en la regulación de su producción, como las citoquinas inflamatorias, interleucinas IL-1, factor de necrosis tumoral (TFN-alpha) e interferón gamma que podrían explicar la anemia de los trastornos tróficos inflamatorios o el tratamiento con citostáticos, al inhibir la fabricación de EPO.(32).

La Eritropoyetina ejerce una acción específica sobre los receptores de las células madre de la eritropoyesis para formar eritrocitos maduros. No obstante, la eritropoyesis en general estaría regulada por las necesidades de oxígeno de las células en actividad. El proceso de maduración a partir de la liberación de EPO y la acción sobre las células progenitoras de los glóbulos rojos en la médula ósea, hasta la aparición de eritrocitos adultos maduros en el torrente sanguíneo requiere de 5 a 9 días en condiciones fisiológicas normales.(32)(33)

Los progresos de la ingeniería genética ha hecho posible la producción de eritropoyetina humana recombinante (rHuEPO) que está disponible para uso hospitalario desde 1987. De este modo, esta hormona se utiliza en el tratamiento de aquellos pacientes en los cuales la producción endógena de eritropoyetina está disminuida. Se prescribe comúnmente a pacientes con problemas de anemia por mal funcionamiento renal, anemia relacionada con el HIV, individuos que han sufrido una significativa pérdida de cantidades de sangre, prevención de anemia en pacientes quirúrgicos y la anemia relacionada con la prevención y/o tratamiento del cáncer y post quimioterapia. Tras su administración subcutánea o intravenosa, mimetiza los efectos de la eritropoyesis al inhibir la apoptosis de de los precursores de eritroides y promover su proliferación y maduración a eritrocitos. En la utilización deben tenerse en cuenta tres premisas importantes:

- Solo debe usurase rHuEPO en paciente candidatos a cirugías con perdidas importantes de sangre o en estado critico de anemia < 13g/dl.

- Se considera terapéutico el aumento de 1g/ dl en los valores de Hb.

- Nunca debe superarse valores de 15 g/ dl en el curso del tratamiento.

No hay que olvidar que para que la eritropoyesis se desarrolle de una forma efectiva además de la EPO es necesario un aporte adecuado de Fe, Vitamina B12 y acido Fólico.

Farmacocinética de de la EPO.

Podemos definir la vida media plasmática de 6-8 horas , entre el estimulo de la perdida de sangre , la producción de EPO endógena y aumento de la masa eritrocitaria hay un tiempo que es relevante en la clínica (24-48h) .

Evolución de las concentraciones de EPO tras la administración i.v. de 300 U.I /kg

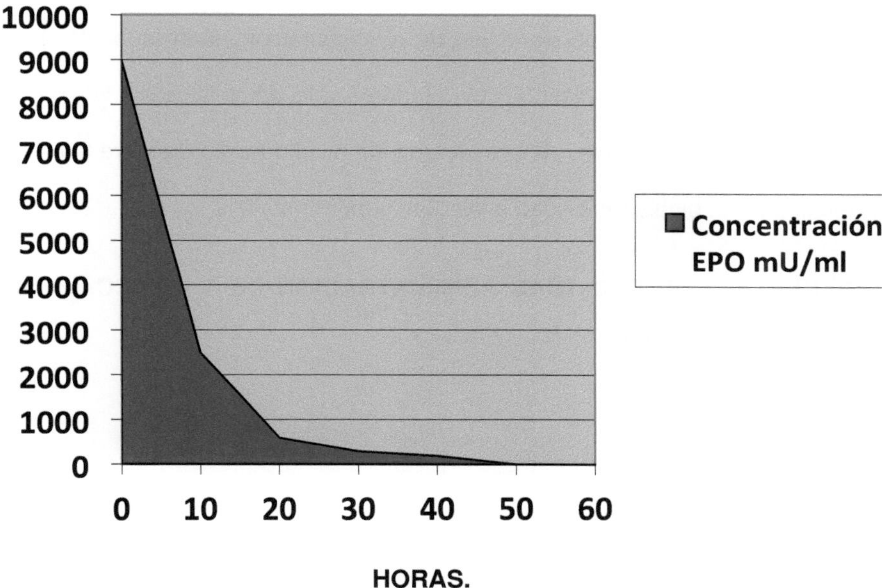

Cuando la hemoglobina cae por debajo de de 10g/dl se produce un aumento logarítmico de la síntesis de de EPO, pudiendo aumentar desde 10 a 10000 veces su nivel basal. En condiciones de hipoxia la producción se inicia en la primera media hora aumentando de forma exponencial hasta alcanzar un máximo entre 8 y 24 horas y a las 72 horas, permaneciendo la biodisponibilidad hasta 72 horas. La EPO no se almacena en ningún órgano, siempre esta presente en el plasma, representa un modelo bicompartimental, con un almacenamiento exponencial, donde el volumen de distribución es algo mayor que el plasmático, su vida media de eliminación oscila entre 6 y

10 horas, independientemente del nivel plasmático y de la concentración renal.(35)

La vida media depende de la vía de administración, si es subcutánea se obtienen unos niveles plasmáticos inferiores a la administración iv , pero la eliminación es mas lenta, ya que alcanza un nivel máximo de entre 8 y 24 h , teniendo una biodisponibilidad a las 72h superior al 30%.

EVOLUCION DE EPO TRAS ADMINISTRACION DE 1 INYECCION SBC DE 50 U/Kg rHuEPO.

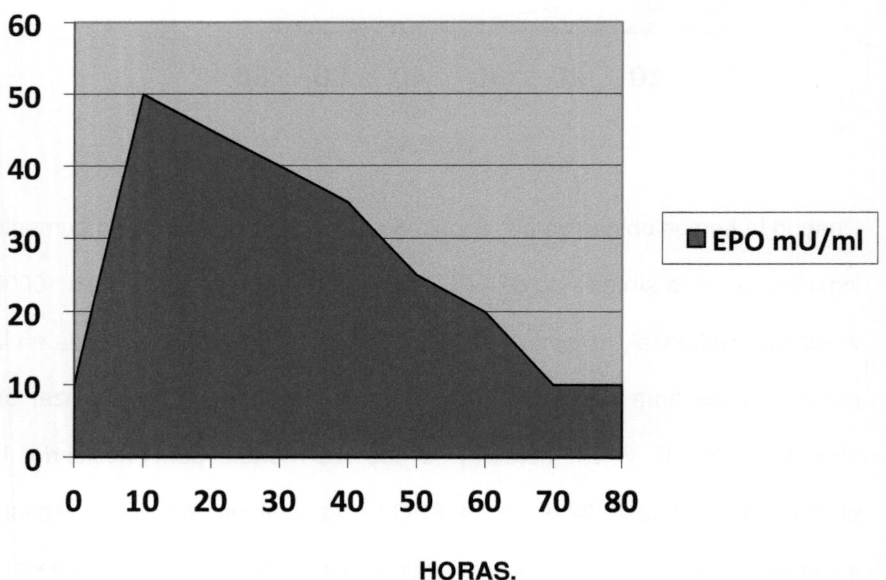

El paciente en el momento de la inclusión en el Registro de Demanda Quirúrgica debe ser estudiado con un hemograma completo y un estudio del metabolismo del hierro.

El hierro es un elemento esencial para la vida, que participa en todos los procesos de oxidación-reducción, siendo un componente de la hemoglobina y la mioglobina. De su asociación a estas proteínas se deriva la función principal del hierro en el organismo que es el transporte de oxígeno en la sangre y su suministro al músculo otras cantidades mínimas se asocian a enzimas como los citocromos y otras proteínas jugando el hierro un papel crucial en la transferencia de electrones, además de actuar como catalizador en la oxigenación , hidroxilación y en otros productos metabólicos vitales ,por ultimo podemos referir la participación del hierro en la proliferación celular, la producción y disposición de los radicales de oxigeno que tienen importancia en reacciones de defensa inmunitaria.(37) Por todo esto podemos decir que el aporte de hierro es de vital importancia, los estados de déficit de hierro, incluso antes de llegar a anemia, pueden conducir a mal funcionamiento del organismo y a una reducción de los rendimientos físicos. El bajo resultado con tratamiento con rHuEPO y la variabilidad interindividual a la respuesta se atribuye a la disponibilidad de hierro

El hierro en el organismo se encuentra formando parte de dos compartimentos: uno funcional, formado por numerosos compuestos entre los que se incluye la hemoglobina (Hb),la mioglobina , la transferrina, y otras enzimas que requieren hierro ; y el compartimento de deposito en forma de ferritina fundamentalmente y de hemosiderina , que constituyen las reservas corporales de este metal.(37).

El contenido total de hierro varía normalmente entre 1-2 g en la mujer y 3-4 g en el hombre. Como el ion hierro libre es muy toxico para las células, por ello se asocia siempre a proteínas, siendo en individuos con un estado nutricional optimo, el hierro funcional del 80% del total alrededor del 65% se encuentra formando parte de la hemoglobina y el 15% restante esta contenido en enzimas y mioglobina.

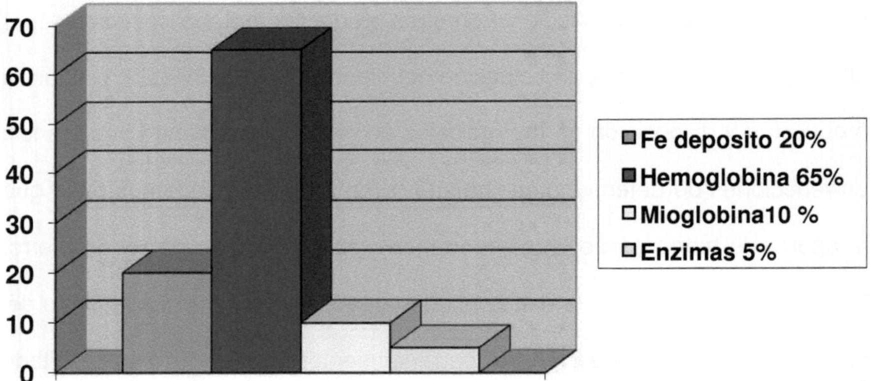

Distribución de Fe en el organismo.

Solo entre el 0,1 y 0,2% se encuentra unido a la transferrina como hierro circulante, correspondiendo el hierro en forma de depósito un 20% del total. El ciclo metabólico es de gran eficiencia, prácticamente se reutiliza la totalidad de hierro liberado por la descomposición de la hemoglobina y otras proteínas que lo contienen. Del total de hierro que se moviliza diariamente, solo se pierde una pequeña proporción por las heces, la orina y el sudor. La reposición se realiza a través de la ingesta, dependiendo la capacidad del organismo para ello de la cantidad, tipo de hierro ingerido y de la presencia en la dieta de elementos potenciadores e inhibidores de la absorción del hierro.

La dieta en los países occidentales contiene 10-15 mg diarios, de ellos la absorción media esta entre 1-2 mg, conteniendo en un adulto normal la hemoglobina 2 g aproximadamente de hierro (3,4 mg/g de Hb).

El cuerpo humano carece de mecanismos adecuados paras la eliminación de hierro y la capacidad de eliminación del exceso de éste es muy limitada, por tanto el proceso de absorción es el factor mas importante para la homeostasis del hierro.

La absorción se controla, principalmente, por la cantidad almacenada en los depósitos de hierro, aumentando cuando los depósitos están disminuidos y disminuyendo cuando son suficientes. La composición de la dieta es importante, el hierro en forma de hemo, que se encuentra en carnes y pescados, es dos tres veces mas absorbible que el no hemo, que se encuentra en los vegetales y dietas suplementadas con hierro, además en la dieta existen otros componentes que lo potencian como la vitamina C o que lo inhiben como los polifenoles (en ciertos vegetales), taninos (te y café), fitatos (trigo y cereales) o calcio.

El hierro penetra en el enterocito e ingresa en la circulación en función de las necesidades; permaneciendo el resto en el interior de las células de la mucosa intestinal como ferritina hasta su descamación durante el recambio celular normal.

En el estomago, gracias al ácido clorhídrico, el hierro se reduce de la forma ferrica a ferrosa, absorbiéndose en duodeno y yeyuno proximal. Es transportado en el plasma por medio de la transferrina y se distribuye por todo el organismo, depositándose en forma de ferritina y hemosiderina.

El hierro es un elemento esencial para la eritropoyesis y la síntesis de Hemoglobina, el complejo hierro transferrina, circula en el plasma y se une a los receptores de la transferrina en la superficie de las células eritroides de la medula ósea. Dentro de la célula el hierro se incorpora al grupo hemo formando hemoglobina o se une a la apoferritina para formar ferritina. El eritrocito se descompone a los 120 días y el hierro del hem pasa a ferritina para depositarse en el sistema reticuloendotelial SER, siendo el hígado el principal deposito de hierro.

En pacientes normales, la determinación de ferritina y saturación de transferrina son indicadores validos de ferropenia. En anemias de enfermedades crónicas, la sideremia y saturación de transferrina son apropiados para determinar el estado ferrocinético. El déficit funcional de hierro también se puede determinar el de forma mas precisa con los niveles de receptor soluble de transferrina. En pacientes con tratamiento con rHuEPO , el recuento de reticulocitos en combinación con la determinación de los receptores solubles de transferrina evalúan el de eritropoyesis efectiva.

Los intentos para normalizar el metabolismo del hierro, se realizan utilizando una pauta vía oral con grageas de sulfato ferroso que es la indicada de forma prequirúrgica. La dosis de hierro elemental para corregir las deficiencias deben ser de 100 a 200mg de por vía oral y día.

- *Anemias ferropénicas leves*, estados carenciales de hierro y necesidades incrementadas de hierro: 1 gragea una vez al día, ingerida sin masticar antes de la comida principal.

- *Anemias ferropénicas graves,* con menos del 8 al 9% de hemoglobina: 1 gragea por la mañana y otra por la tarde durante 3 semanas, y, a continuación, 1 gragea diaria antes de la comida principal.) En caso de anemias ferropénicas moderadas o graves, intolerancia o mala absorción de hierro debería utilizarse hierro intravenoso, siendo el hierro sacarato la formulación mas segura.

La respuesta terapéutica al hierro administrado de la forma descrita, consiste en un aumento de la hemoglobina aproximadamente 100 a 200 mg/100ml al día o 2g/100ml durante 3-4 semanas. Cuando la hemoglobina se sitúa dentro del intervalo normal el tratamiento se continua durante 3 meses mas para rellenarlos depósitos de hierro.(29)

En los casos en los que fracasa el hierro por vía oral puede administrarse por vía parenteral, que suele reservarse para aquellos casos en los que el paciente no tolera la vía oral o no se tiene la certeza de que se tome o presente perdidas hemáticas continuas e importantes o malabsorción.

Una vez corregido las reservas férricas, el uso de rHuEPO esta sujeto a una serie de condicionantes y debe plantearse pasar a un protocolo de estimulación con Eritropoyetina (rHuEPO), cuando el paciente se encuentra en niveles de Hemoglobina comprendidos entre 10-13g/dl , en los que las previsiones de sangrado estén por encima de 1000ml o tengan una caída de la volemia prevista de 30-50%, suponen tercio de las pacientes aproximadamente, administrando 40000 UI o a razón de 600UI/kg subcutánea, en los días -21,-14,-7 antes de la intervención quirúrgica. En Cirugía Ortopédica pacientes que están por encima de 15 g/dl no necesitan ningún tratamiento puesto que la probabilidad de precisar transfusión de sangre es mínima (<10%) en rodilla y cadera , por debajo de 10 g/dl tienen alto riesgo de transfusión.(39).

Niveles de Hemoglobina.	**EPO. 40000 U.I. sbc.**
< 10g/dl	Estudio ferrico y tratamiento.
10-13 g/dl	-21 , -14 , -7 días .
> 14 g/dl	No necesitan tratamiento.

En 1985 se aisló EPO humana en orina de un paciente con anemia aplásica , lo que permitió la clonación del gen localizado en el cromosoma 7, tres años mas tarde se obtuvo la Eritropoyetina Humana Recombínate (rHuEPO) para uso clínico que es idéntica en secuencia de aminoácidos a la EPO endógena con propiedades hematopoyéticas indistinguibles. La máxima respuesta medular a la rHuEPO corresponde a cuatro veces más la eritropoyesis basal. (32). Existen diferentes estimulantes eritropoyéticos comercializados: EPO alpha, EPO Beta y darbepoetina (40); pero solo EPO alpha se utiliza en estimulación de pacientes quirúrgicos siendo conocida como EPO alpha o rHuEPO.

Los efectos adversos de la rHuEPO son casi inexistentes, la seguridad del tratamiento con rHuEPO alpha se ha demostrado en numerosos ensayos clínicos controlados, frente a placebo, que se tolera bien en general.

LOS EFECTOS ADVERSOS. Los menos graves son las reacciones cutáneas inespecíficas, cefalea, estado pseudogripal, dolor en los puntos de punción, astenia congestión nasal y estreñimiento de corta duración, debiendo ser administrada con precaución en pacientes con insuficiencia hepática crónica. (42).

En pacientes con HTA, sobre todo diastólica se han descrito crisis hipertensivas en pacientes renales.(43).

La rhuEPO, al actuar sobre progenitores eritroides, también produce un aumento de la masa megacariocitica y del número de plaquetas circulantes. Por ello el tema que más preocupa es el hecho de sufrir fenómenos tromboembolicos prequirúrgicos. Los límites de hemoglobina han sido claramente establecidos y se deben respetar para evitar que el aumento de viscosidad derive en complicaciones trombóticas y sopesar o considerar las contraindicaciones. Los protocolos obligan a suspender el tratamiento con Hb de > 15g/dl y la Eritropoyetina recombinante ha sido solamente aprobada con el apropiado uso de profilaxis tromboembolica.

Como ya se ha comentado el incremento del hematocrito y de la viscosidad sanguínea conlleva a mayor riesgo de complicaciones tromboembolicas, se trata de un problema reologico que se acompaña de un aumento de la posibilidad de adhesión plaquetaria por la vía del colágeno por otro lado; aparecen mermados los inhibidores fisiológicos de la coagulación (ATIII, Proteína C y S) también lo están los antifibrinoliticos fisiológicos, según esto en personas predispuestas genéticamente , podría tener efecto trombogénico al someterse a una lesión endotelial. Por ello existe contraindicación en pacientes con antecedentes tromboembolicos. Son muy pocos los sucesos trombóticos reportados a pesar del gran numero de pacientes a tratados, y la frecuencia de sucesos ha estado dentro de la frecuencia habitual propia del procedimiento quirúrgico. (42).

El riesgo de producir aplasia para células rojas contraindica la vía de administración subcutánea en la insuficiencia renal crónica.

LOS EFECTOS BENEFICIOSOS. Se pueden clasificar como cardiovasculares y no cardiovasculares, entre los primeros destaca la reducción de la masa ventricular izquierda y de un gran aumento de del gasto cardiaco, disminución del consumo de oxigeno, de la incidencia de angina y mejoría para la capacidad de realizar ejercicio. (44)

Entre los no cardiovasculares destacan la mejoría en el tiempo de sangría cuando la Hb>10g/dl, mejoría del estado de animo y apetito, mejoría de la impotencia sexual, de la calidad de vida, de la función cognitiva, del estado de depresión, en la resistencia a la insulina y parece influir en la corrección del hierro. (45).

LAS CONTRAINDICACIONES de la EPO. Son pocas , como ya se ha comentado anteriormente no es recomendable en pacientes con riesgo conocido de padecer una episodio tromboembólico así como imposibilidad para la profilaxis tromboembolica , hipertensión arterial no controlada, coronariopatías, arteriopatías periféricas ,isquemia carotídea o cerebrovascular de carácter grave, incluidos los que hayan sufrido recientemente ACV o IAM

Se recomienda el uso con precaución en los pacientes con antecedentes de crisis convulsivas e insuficiencia hepática crónica, cifras de hemoglobina superior a 13g/dl.

No esta recomendado en pacientes con embarazo y lactancia ni en pacientes con aplasia de células rojas.

4.3.2. DONACION PREOPERATORIA DE SANGRE AUTOLOGA O AUTOTRANSFUSION SANQUINEA.

4.3.2.1 Introducción.

A finales del siglo XIX cuando aparecieron los cristaloides como nuevas sustancias útiles en la reposición de la volemia, en ese momento se genera un cambio de forma importante en el uso de las transfusiones sanguíneas. En el Siglo XX surge una nueva preocupación, al encontrar que la sangre, además de salvar vidas, puede transmitir enfermedades y convertirse en un problema, más que en una solución. El acto transfusional conserva implícito un importante riesgo infeccioso, y si a eso le sumamos la dificultad que implica el mantener las reservas para suplir las demandas de sangre y los múltiples hemoderivados, y lo difícil que es en algunas ocasiones disponer de determinados grupos sanguíneos, es evidente la razón por la cual la

sangre ha perdido gran parte del encanto que adquirió cuando se realizaron las primeras transfusiones, y es apenas lógico que surjan nuevas escuelas que eviten al máximo los procedimientos transfusionales.
En 1996 se crea en Estados Unidos la Asociación Nacional de Cirugía y Medicina Sin Sangre (National Association of Bloodless Medicine and Surgery – NABMS) La cual fundamenta su ideología: La sangre es costosa, peligrosa y, en ocasiones, impredecible.

La Donación Preoperatoria de la Sangre Autóloga (DPSA) es una modalidad de autotransfusión que consiste en la extracción y almacenamiento de la sangre del paciente para su posterior transfusión. Esta es la única forma de autotransfusión que esta permitida en España, puede realizarse por donación convencional o por aféresis y es aplicable tanto en adultos como en ancianos.

4.3.2.2 Predeposito donación con sangre autologa.(PDA)

El primer reporte de TSA por el método de PDA, data de 1921 y desde entonces no ha variado ostensiblemente la metodología utilizada. El paciente realiza las donaciones una o más veces (según el volumen estimado necesario para la operación) durante los días o semanas que preceden a ésta, se realizan extracciones de 350 a 400 ml en intervalos de 2 a 7 días pudiéndose obtener por lo general más de 1litro durante los 15 d previos al ingreso. La sangre obtenida puede ser almacenada en estado líquido, como sangre total o ser separada en sus componentes principales, glóbulos rojos y plasma, que pueden congelarse para preservar los factores lábiles de la coagulación. Las células rojas también pueden ser conservadas en estado de congelación. El tiempo máximo de conservación de la sangre obtenida ha de ser 120 días. Esta tecnología es generalmente usada en pacientes que requieren grandes volúmenes durante la intervención quirúrgica siendo posible colectar las unidades requeridas sin cambios significativos en el estado del paciente, si se mantienen los intervalos recomendados durante las extracciones. (46).

El PDA es una de las técnicas de autotransfusión menos costosas y más efectiva, sin embargo algunos pacientes presentaran problemas durante la flebotomía, con el aumento de la frecuencia de las autotransfusiones el personal de los bancos de sangre acepta a los pacientes mayores y a los de alto riesgo.

Mediante monitorización hemodinámica, pudieron constatarse caídas de la presión de sanguínea sistólica de un 20%, por lo que es importante la monitorización durante el proceso de la donación. En la actualidad es un práctica clínica infrautilizada correspondiendo aproximadamente a un 5-10% del total de transfusiones intraoperatorias.

4.3.2.3 Selección de los pacientes para la donación autologa.

Los criterios de selección no son tan estrictos como para los donantes convencionales, pues es necesario tener en cuenta que el procedimiento debe considerarse parte del tratamiento que recibe para su enfermedad. Antecedentes de enfermedades malignas, hepatitis u otras no descartan al posible donante autólogo.

- Edad. Esta de por sí no es un factor limitante si no está asociada con otra contraindicación clínica, sin embargo en la edad avanzada (sobre los 70 años) y en pacientes de 13 a 19 años, el factor limitante puede estar dado por las condiciones físicas que deben ser evaluadas adecuadamente por el médico.
- Peso. Un donante que pese 50 kg o más puede dar de 350 a 400 ml. En los pacientes clínicamente elegibles que pesen menos de 50 kg, las extracciones se podrán hacer a razón de 7 ml/kg de peso corporal cada vez.
- Hematocrito. El hematocrito previo a la flebotomía, inicialmente no deberá ser menor que 34 %, esto se chequeará antes de cada extracción y no debe procederse a la sangría si es de 30 % o menos.

-El procedimiento será el banco de sangre el que establezca la frecuencia y el numero de extracciones en función d las necesidades del paciente .El periodo optimo de transfusión empieza 4-6 semanas antes de la intervención para poder donar el numero de bolsas adecuadas y permitir al paciente recuperar las perdidas sanguíneas, siéndolo habitual una donación a la semana , con un intervalo mínimo entre ellas de 3-4 días, en cualquier caso la ultima donación no debe hacerse a menos de 72 horas de la intervención, cuando el paciente pese más de 50kg se obtiene una bolsa de 450+/-50 ml, si pesa menos se aplica La siguiente fórmula: Volumen a extraer = peso (kg)x9.

Si se tolera mal el descenso de la volemia se debe rehidratar al paciente con suero fisiológico.

Como Contraindicaciones tenemos los casos de incremento en la demanda de oxígeno, (fiebre e hiperventilación) o tratamiento con agentes beta bloqueantes, porque la respuesta cardíaca a una disminución en los transportadores de oxígeno puede ser insuficiente o bloqueada y en pacientes con coagulopatía. La DPSA también estaría contraindicada en pacientes con marcadores serológicos positivos de frente al VHC, VIH, VHB y lúes.

La anemia es una causa fundamental de exclusión ya que la DAP puede comprometer los niveles de hemoglobina, especialmente cuando la concentración preoperatoria presenta valores límite de (Hb 11-13 g/dl) o en pacientes con poca respuesta eritropoyética endógena a las donaciones seriadas, como por ejemplo supone la edad avanzada, en los que la DAP puede suponer un riesgo añadido a la intervención quirúrgica puesto que pueden llegar anémicos a la misma, suponiendo un escaso beneficio para el paciente.(48)

Las infecciones bacterianas activas, HTA no controlada PAS >180 ó < 110 mmhg, PAD >110 mmhg, Enfermedad coronaria severa, neoplasias diseminadas, ACV y antecedentes de convulsiones y epilepsia complementarían los criterios de exclusión para la DPSA. (27).

Las ventajas del método son muchas ya que el empleo de su misma sangre excluye el riesgo (aunque remoto en la sangre correctamente estudiada) de transmisión de enfermedades, debida sobre todo al periodo de ventana, que es el tiempo que transcurre entre el momento del contagio de una enfermedad y la posibilidad de su detección con un análisis de sangre. También el hecho de emplear la propia sangre previene la sensibilización, es decir la formación de anticuerpos contra algún elemento de la sangre transfundida que el individuo no reconoce como propia. En los últimos años se ha cuestionado el coste-beneficio de la DAP , dado que la seguridad de la sangre alogénica ha aumentado y se ha reducido el riesgo de contaminación viral entre otras, además el donante autólogo precisa más tiempo , mas personal y mas controles que el voluntario siendo necesario supervisar el almacenamiento y entrega de las unidades de autotransfusión. Con los programas de DAP se transfunde mas a los pacientes, aunque sea con sangre autóloga, y el riesgo transfusional, nunca es cero.

Un paciente es incluido en un programa de autotransfusión cuando su médico general, el cirujano o el anestesiólogo cursan una solicitud por escrito al banco de sangre. En esta petición han de figurar, además de los datos de identificación del paciente, el motivo de la autodonación, el número de unidades requeridas y la fecha exacta de la intervención quirúrgica. Se debe de valorar la tolerancia del paciente ante una donación sanguínea y sus riesgos.

Deben ser tomados en cuenta diversos factores como son: el estado clínico del paciente, la duración de la anemia, el volumen intravascular, la complejidad de la operación, la posibilidad de pérdidas adicionales de sangre y la coexistencia de condiciones agravantes como son: una inadecuada función cardíaca, pulmonar, renal o cerebral, así como alteraciones de la circulación periférica.

Toda solicitud de donación autóloga ha de ser firmada como aceptación por el donante tras una explicación del procedimiento pormenorizando sus riesgos y ventajas. En caso de donaciones pediátricas o de menores de 18 años el consentimiento ha de ser firmado por los padres o tutor correspondiente. El paciente firmará también el consentimiento para que sus donaciones sean empleadas como homologas en caso de no preciarles para su intervención. Asimismo, si está regulado en el programa para evitar riesgos, el paciente ha de considerar que en caso de encontrarse marcadores serológicos de inefectividad en sus unidades, no se continuará con las donaciones y las bolsas serán eliminadas.

El hematocrito en el rango de 25-30 % proporciona un compromiso óptimo entre contenido de oxígeno y fluidez de la sangre cuando existe una normovolemia y una función cardiovascular aceptable. Existen cambios en la fracción globular, relacionados con el hematocrito, por la ligera disminución que pudiera experimentar después de la extracción, lo cual se repone entre 2 y 5 días mas tarde.

La estimulación de la eritropoyesis tras las donaciones (4 a 5 veces la basal) es el principal mecanismo de reposición de la anemia de modo fisiológico en estos procedimientos. El hierro es el elemento más indispensable para que esta respuesta sea adecuada. Cada cantidad donada implica la perdida de 200 mg de hierro, conviene iniciar un tratamiento con hierro de forma oral desde la primera donación o, si es posible desde una semana antes a una dosis como mínimo de 325 mg de sulfato ferroso 3 veces al día, en caso de intolerancia se puede administrar de forma parenteral, valorando los efectos adversos de estos preparado. El tratamiento ha de prolongarse como mínimo hasta un mes post intervención, recomendándose en algunos programas una prolongación de varios meses para repleciones con mayor seguridad los depósitos férricos, este tipo de tratamiento depende del sexo, tipo de intervención y numero de bolsas extraídas. El tratamiento con otros hematínicos no esta claramente establecido aunque algunos programas han demostrado mejor tolerancia añadiendo suplemento oral con ácido fólico.

Indicaciones generales de la autotransfusión son, Cirugía ortopédica o plástica, urológicas, individuos con problemas inmunológicos con dificultad para disponer de sangre compatible, pacientes con riesgo transfusional elevado, cualquier tipo de cirugía para evitar riesgo de inefectividad, intervenciones cardiovasculares, efectos indeseables de la transfusión homóloga.

Otras indicaciones son , la aparición de enfermedades "emergentes y priónicas" ,como alternativas estratégicas para evitar la exposición a la sangre homóloga ,creación de programas de donación autóloga preoperatoria, difusión sobre evidencias convincentes de los beneficios de la autotransfusión ,desarrollo de las técnicas de instrumentación de recuperación peroperatoria ,existencia de grupos religiosos que se oponen a los actos transfusionales ,así como disposiciones y protocolos creados para el manejo de la autotransfusión según donde se practique.

4.4 NUEVOS HORIZONTES CON HBOCs.

Hemoglobin Based Oxygen Carriers (HBOCs) han sido estudiados desde 1934 cuando Amberson purificó hemoglobina bovina y la administro en estudios con animales y en 1949 consiguió purificar hemoglobina humana e inyectarla en pacientes anémicos. El objetivo inicial era encontrar un sustituto para las transfusiones sanguíneas. (53)

La Armada Americana desarrolló una sustancia, alpha-alpha cross linked Hb que posteriormente fue producida por la corporación Baxter y utilizada para el tratamiento de la anemia que fue retirada por la FDA por que se identificaron aumentos en la morbi-mortalidad. A mediados de los años 80 algunas compañías desarrollaron la segunda generación de HBOCs , con glutámeros de hb , Hb-glutamer 200 bovino y hemoglobina basada en trasportadores de oxigeno (Hemoglobin Based Oxigen Carriers-201 que solo fueron aprobados en South África en 2001 para el tratamiento de la anemia. Actualmente existen múltiples estudios en animales y ensayos en fase I y II para utilizar los HBOC como alternativas a las transfusiones sanguíneas tanto en Cirugía Ortopédica como en otras cirugías con al riesgo de transfusión para el paciente.(53).

HBOC-201 es un purificado sin células, es un gluteraldehido con múltiples enlaces cross- link con hemoglobina polimerizada de origen bovino en solución con suero ringer lactato.

La dosis utilizada es 30-35 g Hb/250 ml de solución, pH 7.6-7.9 , debiendo ser conservado a 2-30ºC por un máximo de 3 años , con una vida media circulatoria de 19 horas siendo actualmente South África el único país que permite su uso clínico.

4.5. MEDIDAS INTRAOPERATORIAS.

Durante la intervención quirúrgica que inevitablemente esta asociada a perdidas sanguíneas, es preciso realizar un exhaustivo control de la hemostasia pudiéndose utilizar para controlarlo factores quirúrgicos como no quirúrgico , cementación de los componentes protésicos , en el caso de la rodilla tanto femoral como tibial , en el caso de la cadera componente acetabular y vástago protésico, así como la utilización de aspiradores-recuperadores sanguíneos.

La hemorragia quirúrgica no depende exclusivamente del sistema de coagulación, son importantes el tipo y la duración de la intervención, si se trata de una cirugía urgente o programada, las características individuales del paciente, la habilidad del cirujano y los cuidados postoperatorios. En caso de la cirugía de rodilla la retirada del manguito de isquemia, se discute si debe hacerse antes de terminar la intervención, una vez implantados los componentes protésicos, o si debe hacerse una vez cerrada la incisión y aplicado un vendaje compresivo, puesto que hay artículos publicados que difieren en los resultaos respecto al descenso del hematocrito, quedando aceptado la retirada de la isquemia para revisar la hemostasia ante sospecha de lesión de un gran vaso arterial. (55).

Técnicas para disminuir las pérdidas transoperatorias de sangre y evitar los requerimientos transfusionales

1. Técnica quirúrgica hemostática:

- Materiales hemostáticos tópicos.

- Hemostáticos basados en el colágeno.

- Dispositivos hemostáticos electromecánicos.

2. Sangre Autóloga

- Recuperación perioperatoria de sangre autologa.

- Hemodilución normovolémica aguda (NHD).

3. Hipotensión voluntaria.

4. Agentes antifibrinoliticos.

- Ácido épsilon amino caproico (EACA), ácido tranexámico (TXA)

- Aprotinina. APT.

- Desmopresina (Deamino-D-arginina Vasopresina - DDAVP).

4.5.1 TÉCNICA QUIRÚRGICA HEMOSTATICA.

La hemostasia local es el factor más importante en el control de la hemorragia. La hemorragia a partir de una estructura vascular se puede controlar inicialmente en el campo quirúrgico con presión digital lo que proporciona tiempo suficiente para la identificación del vaso sangrante y proceder a su ligadura o a la coagulación con el electrocauterio. La ligadura puede hacerse con sutura reabsorbible o no reabsorbible incluso con clips metálicos, últimamente se esta recuperando la técnica del empacamiento dentro de la corriente del control de daños ante situaciones en las que el control de la hemorragia no se consigue sobre todo en pacientes politraumatizados, sacrificando la recuperación inmediata del vaso para tratar adecuadamente el impacto fisiológico combinado del traumatismo y la cirugía.

En los últimos años se han desarrollado nuevos aparatos electromecánicos que ofrecen al cirujano una gran ayuda ante la perdida de sangre intraoperatoria con la consiguiente reducción en la morbilidad de la intervención, igualmente , distintos agentes tópicos y sustancias químicas que pueden servir como una base sobre la cual un coagulo puede formarse con mayor facilidad y de este modo disminuir las necesidades de transfusión en los pacientes quirúrgicos en los casos de hemorragias capilares , venosas y arteriolares.

4.5.2. MATERIALES HEMOSTÁTICOS TÓPICOS.

BIOGLUE. Es un adhesivo quirúrgico compuesto de albúmina sérica bovina y glutaraldehído. Las moléculas de de glutaraldehído se une de forma covalente con las moléculas de albúmina y , tras las aplicación crea un sellado mecánico con la zona a reparar independiente del sistema de coagulación del paciente , es cuatro veces mas fuerte que los productos derivados de la fibrina , lo que permite una hemostasia inmediata en las anastomosis. Se aplica con una pistola reutilizable y una punta de aplicación. (56)

SELLANTES DE FIBRINA. La búsqueda del sellante perfecto empezó en 1920, desde entonces se ha introducido modificaciones principalmente en lo relativo a la fuente y concentración del fibrinogeno que es el componente más importante .En EEUU se usa crioprecipitado a pesar de su bajo contenido en fibrinogeno a ser posible autólogo para evitar riesgo de infecciones. La exposición a trombina bovina puede producir complicaciones inmunológicas incluyendo la formación de anticuerpos frente al factor V humano, que puede llevar a una diátesis hemorrágica fatal, por ello es preferible utilizar cola de fibrina hecha con crioprecipitado mezclado con trombina humana y no bovina. La fuente de de trombina humana puede ser plasma alogenito o preferiblemente autólogo. Como agente hemostático es eficaz en el control de pequeños focos hemorrágicos, rezumamiento difuso, hemorragias en sitios de venopunción y hemorragia difusa de órganos parenquimatoso, no es apropiado para casos de hemorragia activa, ya que no se adhiere firmemente en una superficie mojada.

Uno de los sellantes de fibrina utilizado cada vez con más frecuencia es el Tissucol. Se trata de un sistema con dos componentes en los que una solución de fibrinogeno concentrado y factor XIII se combinan con una solución de Trombina y calcio con objeto de formar un coagulo, simulando el estadio final de la cascada de la coagulación. En algunas preparaciones se asocia una agente antifibrinolítico, como la aprotinina, presumiblemente para prevenir la lisis del coagulo. Puede aplicarse mediante jeringa o spray.

Entre los efectos secundarios se incluyen, diátesis hemorrágica, hipotensión debido la epinefrina, anafilaxia, transmisión de enfermedades e interferencia con la reparación tisular. (57).

4.5.3 HEMOSTATICOS BASADOS EN EL COLAGENO.

POLVO CRISTALINO *(AVITENE).*Supuso un avance importante en el desarrollo de materiales hemostáticos para su uso operatorio, presentaba como inconvenientes la adherencia a los guantes e instrumental quirúrgicos poca efectividad en superficies activamente sangrantes y una marcada reactividad tisular.(59)

HEMOSTATICO DE COLAGENO REABSORBIBLE (INSTAD*).*Es un material fabricado con colágeno obtenido de piel bovina purificada y liofilizada y convertido en una lamina flexible y manejable, manteniendo la estructura helicoidal de colágeno nativo, que es el responsable de su actividad hemostática. Es estéril, apirógeno, reabsorbible y actúa proporcionando una matriz para la adherencia plaquetaria y formación de coagulo, se puede cortar al tamaño deseado y aplicar directamente sobre la superficie sangrante con presión teniendo un tiempo medio de hemostasia media de 2-5 minutos. Se puede usar seco o mojado con salino estéril manteniendo su integridad , así pues puede retirarse fácilmente tras conseguir la hemostasia o dejarse in situ si es necesario , no se adhiere ni a los guantes ni al material quirúrgico y esta especialmente indicado en el control de las hemorragias capilares venosa y arteriolar .(60).

COLAGENO MODIFICADO MICROCRISTALINO (SUPERSTAT). Es una esponja hemostática autodisolvente a base de colágeno modificado cargado ultra positivamente , que contiene cloruro cálcico, actúa como un colector de electrones interaccionando con la sangre para convertir rápidamente el fibrinogeno en fibrina ,produce una rápida hemostasia debido a su área superficial y carga positiva , extremadamente altos , disolviéndose mientras realiza su acción. Esto parece deberse, en parte, a interacciones entre las cadenas laterales de aminoácido helicoidales alfa del colágeno y el fibrinogeno.

Se utiliza con frecuencia en los casos de hemorragias en suturas de anastomosis arteriales y venosas, laceraciones y hemorragias en sabana. Ejerce su acción en 2-3 minutos, apirógeno, no toxico, no tiene efectos adversos durante su absorción ni sobre la cicatrización, sin producir efecto de cuerpo extraño. (59).

LA CELULOSA REGENERADA OXIGENADA (SURGICEL*).*Se prepara a partir de un tipo especial de celulosa oxidada y regenerada, derivada de celulosa alfa en forma de fibras de algodones un hemostático no tóxico, absorbible, con un mínimo de reacción local.

Su acción hemostática, depende en gran parte, de la afinidad de surgicel por la hemoglobina de forma que , en contacto con la sangre, se convierte en una masa gelatinosa que actúa como un coagulo producido artificialmente en los vasos sangrantes y en el área que los rodea, es un hemostático inherente que no precisa del mecanismo fisiológico de la coagulación, ni se ve forzado por la adición, de la trombina ya que su actividad es destruida por debajo de la del pH del producto , se presenta en dos formas diferentes : tejido de malla y en formato de alta densidad y debe aplicarse en seco (61).La hemostasia se consigue en 2-8 minutos con el tejido de malla y entre 1-5 minutos con el formato de alta densidad y se reabsorben ambos entre 7-14 días dependiendo de la cantidad utilizada , el grado de saturación con la sangre y el lecho tisular ,además tiene acción bactericida ofreciendo una protección contra el crecimiento postoperatorio de patógenos gram positivos y negativos. No se recomienda su implantación en defectos óseos puesto que puede interferir con la formación del callo.(62).

TROMBINA BOVINA ***(FASTAC).*** Es un innovador hemostático de fabricación americana que ofrece ventajas sobre los otros agentes hemostáticos, funciona en presencia de anticoagulantes y deficiencias de factores, activando y promoviendo la formación del coagulo por medio del factor VII y XI por lo que es efectivo en pacientes tratados con anticoagulantes. Es un monocomponente listo para su uso, por lo que no precisa mezclarse ni descongelarse, no precisa superficies secas, esta disponible en múltiples sistemas de aplicación, ejerce su acción de forma muy rápida, deteniendo el sangrado arterial en 5 segundos y el venoso en 3 segundos.(57).

4.5.4. DISPOSITIVOS HEMOSTATICOS ELECTROMECÀNICOS.

ELECTROCAUTERIO. La corriente alterna de alta frecuencia puede emplearse para cortar o coagular tejidos y así lograr la hemostasia .En electrocirugía se utiliza una corriente de frecuencia superior a 0,3 MHz para evitar la sobre estimulación nerviosa y la acumulación de carga eléctrica. Una unidad electroquirúrguica por alta frecuencia trabaja básicamente con dos técnicas monopolar y bipolar. (63).

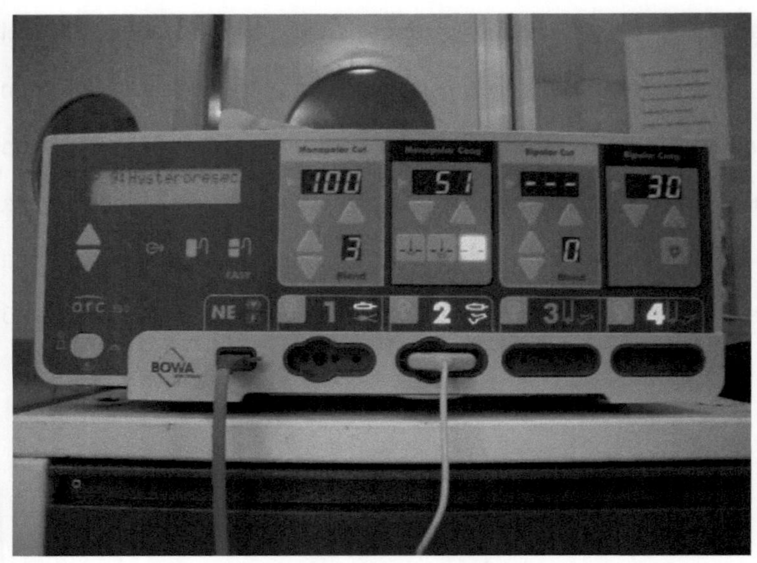

Electrocauterio.

La técnica monopolar se utiliza para disección quirúrgica y hemostasia, el cirujano utiliza un electrodo monopolar activo desde el que fluye la corriente de alta frecuencia a través del tejido a seccionar o coagular hasta el electrodo neutro o placa del paciente, el efecto de corte o coagulación depende de la zona de contacto entre el electrodo monopolar activo y el tejido. Cuando pasa la corriente de alta frecuencia sin amortiguar a través del tejido el electrodo activo funciona como un bisturí seco, las células de los bordes de la herida se desintegran produciéndose una lesión térmica leve por fuera del plano de corte .Si se amortiguan las oscilaciones, se produce hemostasia sin corte. Las células sufren deshidratación rápida y los vasos y los tejidos se coagulan, el daño puede extenderse a los tejidos adyacentes. (64).

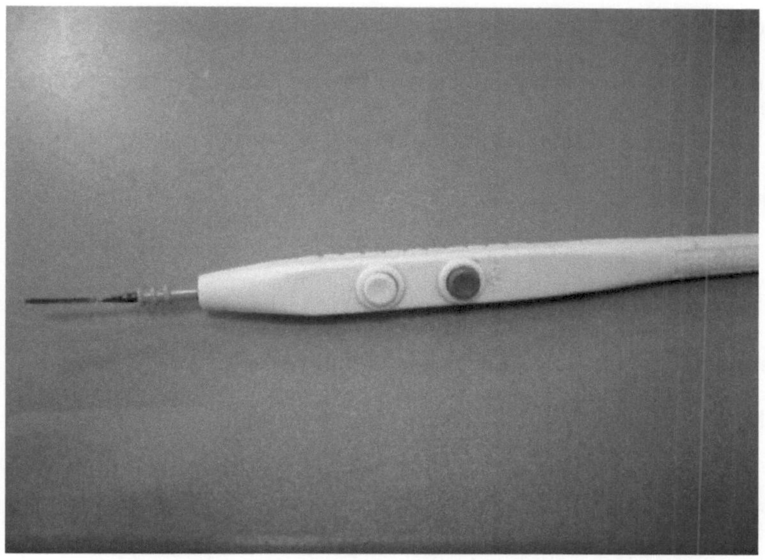

Mango bisturí con los dos pulsadores, corte amarillo, coagulación azul.

El cauterio cortante es muy útil para disminuir la perdida de sangre durante cirugía extensa o cuando se levantan grandes colgajos de piel o músculo. La placa conectada a tierra para dispersar energía puede fijarse bien en un punto debajo del paciente y ser lo mas grande posible. Si se desprende la placa a tierra, La energía abandona al paciente a través de cualquier salida disponible como los cables de ECG y producen quemaduras en la piel.

En la técnica bipolar se utilizan dos electrodos activos iguales que normalmente forman un solo electrodo bipolar .Los dispositivos mas utilizados son las pinzas de coagulación, donde la corriente circula por una de las hojas de las pinzas bipolares, atraviesa el tejido y se dirige a la otra hoja de la pinza retornando de nuevo al generador para cerrar el circuito. El cauterio bipolar es mucho mas preciso limitando los daños a los tejidos situados entre las puntas de la pinza cauterizante, además puede usarse en ambiente húmedo. (65).

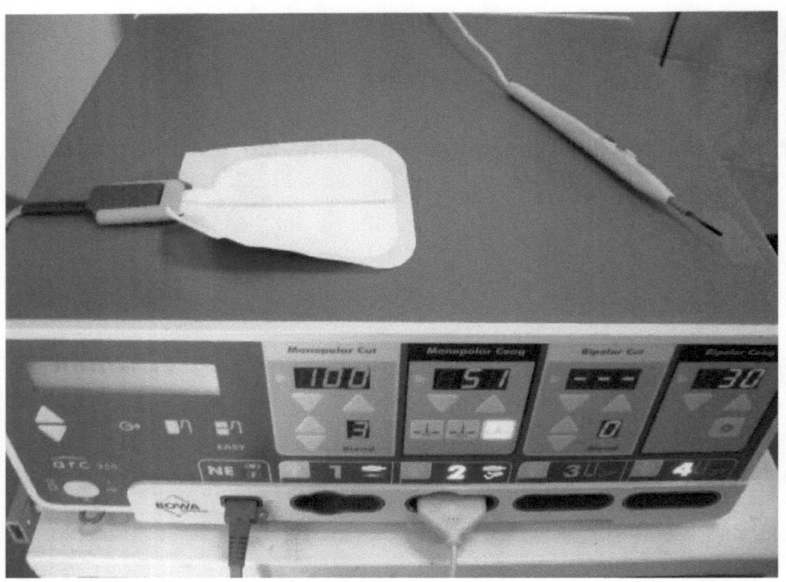

Equipo completo de electrocauterio, mango y placa derivación.

RADIOFRECUENCIA. La electrofrecuencia tradicional, introducida en 1920, supuso un avance importante sobre la simple cauterización térmica, ya que su corriente de radiofrecuencia proporciona una mejora sustancial en la capacidad de coagulación. La energía de radiofrecuencia convierte la corriente en calor. La corriente de alta frecuencia liberada a través de una sonda o electrodo colocado en los tejidos produce agitación iónica, fricción y calentamiento tisular .El calor produce deshidratación tisular y desecación coagulante. La radiofrecuencia se ha utilizado durante mas de 70 años en los dispositivos de cauterización. Los inconvenientes que presenta como sistema de coagulación quirúrgica: adhesión del coagulo al electrodo quirúrgico falta de control direccional en la coagulación atomizada ,corte inadvertido del tejido durante el control del sangrado , posibilidad de escara flotante, excesiva carbonización del tejido , producción de humo y poco visibilidad ene l punto de coagulación.(66).

COAGULADOR DE ARGON. Supuso un avance importante en la tecnología electroquirúrguica, mejora la efectividad clínica enfocando la energía de radiofrecuencia en un haz de gas de argón direccional , sin contacto y a temperatura ambiente(67) .El gas argón es un gas inerte , no reactivo , mas pesado que el aire , por lo que resulta facil de ionizar ,así mientras que en la electrocirugía clásica la chispa electroquirúrguica provocada por el generador ioniza el aire ; Durante la coagulación por argón , la energía de radiofrecuencia ioniza el gas argon, permitiendo el flujo libre de iones al tejido. En esencia, el gas actúa como un puente eléctrico creando un túnel de gas ionizado en el que se desplaza la corriente de electrofrecuencia entre el tejido y el electrodo. Así la energía de radiofrecuencia formas túneles de arco más pequeños, más numerosos, más uniformes en diámetro y profundidad y distribuidos regularmente en el tejido. Esto supone una hemostasia más rápida, una escara más homogénea, menor daño tisular y una mejora en la capacidad de cicatrización. El flujo de gas argon también tiene como misión limpiar el punto de actuación de fluidos, para permitir la coagulación directamente sobre el tejido, reduciendo la carbonización. Además el argon desplaza el oxigeno y nitrógeno que normalmente ocuparían el espacio ente el electrodo y el tejido, suponiendo una combustión reducida con menor producción de humo y olor.

La profundidad de penetración depende tanto de la potencia y duración de la aplicación como de las características del tejido .En cualquier caso , la profundidad es menor (no mas de 2-3mm)que con la radiofrecuencia sólo, lo que significa menos tejido necrótico , menor posibilidad de desprendimiento de la costra y sangrado postoperatorio y mejor cicatrización ,además el modo activo del haz no se inicializa hasta que el extremo se encuentra a 1cm del tejido , esta longitud de haz limitada combinada con la naturaleza direccional del haz optimiza el uso de láser argon.

LIGASURE. Este generador bipolar es un sistema exclusivo de de sellado de vasos con salida de alta corriente y bajo voltaje controlado por un microprocesador. Actúa mediante una combinación de presión y de alta frecuencia, sellando los vasos de hasta 7mm.

A diferencia de los métodos tradicionales de Diatermia, que actúan produciendo una deshidratación tisular con reducción de la luz vascular y formación de un trombo, este bipolar actúa gracias a la desnaturalización del colágeno y la elastina, con el consiguiente sellado por fusión de la intima de los vasos bloqueando continuamente el flujo sanguíneo sin provocar un coagulo intravascular.

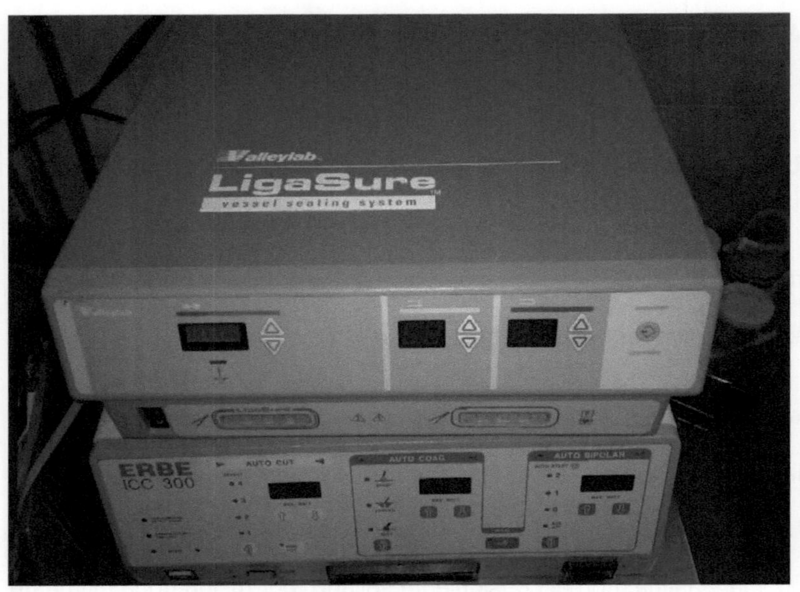

Ligasure.

De esta forma el área tratada alcanza una resistencia y consistencia similares a las conseguidas con una sutura, produciendo un sellado que soporta hasta el triple de la presión sistólica. La zona de sellado aparece como un área de apariencia característica, posiblemente translucida, de colágeno reestructurado. Tiene una resistencia permanente a la deformidad similar al plástico, resistiendo los desplazamientos. Además no deja material extraño que pueda interferir potencialmente con futuras técnicas diagnosticas. La principal ventaja teórica del Ligasure seria el control automático sobre la cantidad de energía liberada y la mínima lesión térmica por fuera de las pinzas del dispositivo (0,5-2mm) y sin necrosis tisular. El sistema de control dispone de un circuito que mide a impedancia tisular entre las mandíbulas de la pinza y administra automáticamente la energía adecuada de forma que el efecto tisular es independiente del tipo o de la cantidad de tejido.(69).

LASER QUIRURGICOS. Son instrumentos multifunción que pueden cortar, coagular, vaporizar tejido, soldar y destruir selectivamente tejidos patológicamente pigmentados. Su uso ha permitido el desarrollo de modalidades terapéuticas que de otra manera no hubieran sido posibles.

Laser de Argon, el que se utiliza en cirugía obtiene su energía de la rotación y vibración de electrones de argon, que en ese momento emiten un rayo monocromático de luz azul verdosa, (488-515mm) que puede enfocarse con gran precisión. La hemoglobina de los eritrocitos absorbe esta energía, la cual se transforma en calor con la producción de una lesión térmica superficial. Numerosos estudios apoyan los potenciales efectos beneficiosos de la fusión de tejidos por medio de láser. Las ventajas incluyen: rapidez, mejor cicatrización sin la reacción de cuerpo extraño que acompaña a las suturas y reducción de la hiperplasia de la intima observada en la región de las anastomosis.

Laser de CO2, produce sus efectos como resultado del calentamiento instantáneo del agua intracelular hasta el punto de ebullición, con explosión de las células que encuentra a su paso dando lugar a una región de necrosis celular de 0.1mm de diámetro, equivalente a la producida por el escalpelo. El efecto hemostático es superior y lo hace especialmente adecuado para la escisión quirúrgica amplia. La mayoría de los estudios comparativos realizados en modelos animales demuestran que el láser de CO2 no es superior al bisturí eléctrico en cuanto a la formación de adherencias postoperatorias además el láser tiene un efecto potenciador de la infección de las heridas lo que desaconseja su empleo en incisiones quirúrgicas.(70)

Laser Neodimio-Yag, la penetración del rayo láser es baja con el láser de argon ,intermedia con el láser de CO2 y mas profunda con el laser Nd-yag. Con este último láser (1060 nm) se produce coagulación destructiva de los tejidos. Pede dirigir la energía luminosa a través de una fibra de cuarzo flexible, lo que permite su empleo en endoscopios de fibra óptica.

BISTURI CUSA (Cavitron Ultrasonic Surgical Aspirator). Es una sonda ultrasónica que funciona como vibrador acústico , este instrumento fragmenta de modo selectivo y aspira tejidos con alto contenido en agua y poco colágeno , como es el caso de tumores ,respetando otros tejidos , como vasos sanguíneos y nervios. Su empleo en la clínica se inicio en 1967 con la facoemulsificación de las cataratas .En 1976 se aprobó una versión mas potente para su uso en neurocirugía. La capacidad de coagulación del

Cavitron, manipulación y eliminación por succión de un tumor sin causar daño al tejido cerebral adyacente ha permitido grandes logros

Las principales ventajas del Cavitron sobre el láser son la rapidez con la que pueden eliminarse grandes cantidades de un tumor y el hecho de que produce carbonización a su alrededor al resecar. Las ventajas de reducir la pérdida de sangre, disminuir la lesión tisular y mejorar la visibilidad se han demostrado sobre todo en los órganos macizos.

La desventaja frente a otros dispositivos es que el CUSA y los hidrodisectores no pueden emplearse para coagular y resecar siendo necesarios las suturas y/o clips. (73)(74).

ULTRACISIÓN (Harmonics Shears). Es un bisturí armónico que permite una adecuada disección, un corte preciso y uniforme y garantiza una perfecta coagulación. Utiliza energía mecánica de alta frecuencia, que convierte en energía térmica .Al no aplicar electricidad es idóneo en pacientes de riesgo que portan marcapasos.

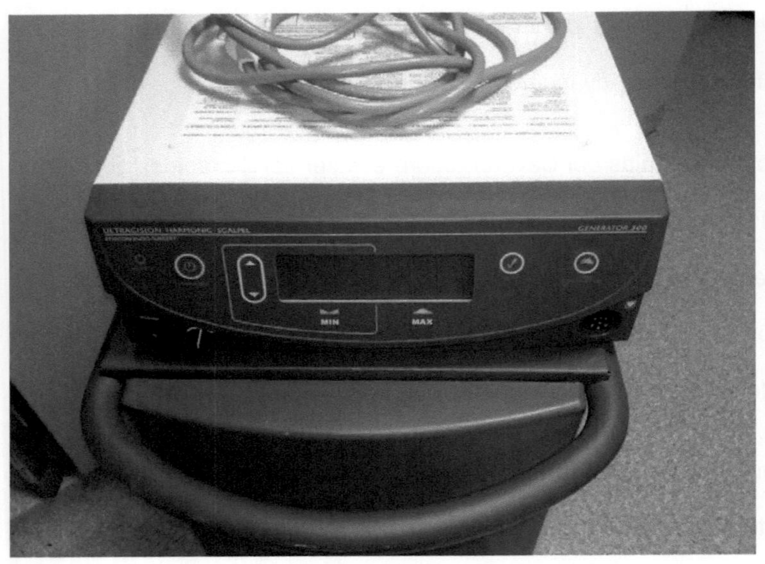

Bisturí armónico.

La energía ultrasónica de alta frecuencia transmitida por la hoja activa de un bisturí armónico desnaturaliza las proteínas titulares, permitiendo seccionar y coagular simultáneamente tejidos y vasos, en el punto preciso del impacto y a baja temperatura .Causa menor lesión tisular, tanto lateral como en profundidad, que el eletrocauterio o el láser , lo que permite una disección segura en zona cercanas a estructura vitales. Puede ocluir con seguridad vasos pequeños de hasta 4 mm y conductos biliares pero para estructuras de mayor diámetro deben emplearse suturas o clips, no produce humos y tiene un alto nivel de seguridad. (74)(75).

MICROTAZE. Microwave tissue coagulator, es un dispositivo de coagulación tisular de fabricación japonesa que consigue el denominado efecto bisturí haciendo que los tejidos absorban eficazmente las microondas generadas por una antena monopolar. Se comporta como un bisturí romo que coagula y fija los tejidos, sin una función de corte controlando controlando la cantidad de energía liberada por el tejido. Su principal inconveniente es el riesgo de infección, debido a la necrosis que produce y consecuente desprendimiento del margen de sección.(76).

TISSUELINK (FLOATING BALL). Este dispositivo ha supuesto un gran avance en cirugía de órganos sólidos, la tecnología de este dispositivo combina la energía de radiofrecuencia, proporcionada por un generador electroquirúrgico estándar, con un liquido conductivo (suero salino) que sella el tejido sin quemarlo ya que mantiene la temperatura tisular por debajo de los 100ºC y sin resangrado.

El tissuelink realiza de forma simultánea la pre coagulación del parénquima y la disección roma permitiendo un control exacto de la energía impartida al tejido próximo a estructuras vitales. Su reciente utilización en cirugía hepática en combinación con el CUSA , permite realizar resecciones hepáticas con una mínima perdida de sangre , incluso en ausencia de oclusión de flujo hepática presentando un alto margen de seguridad.(79).

4.5.5 SANGRE AUTOLOGA.

Estas técnicas se encuentran disponibles desde 1920 y adquirieron fuerza en los ochentas con la aparición del miedo al VIH. Las técnicas autólogas más reconocidas son:

RECUPERACION PERIOPERATORIA. Este tipo de transfusión autóloga consiste en reutilizar toda la sangre que habitualmente se vierte en el campo quirúrgico, y que mediante un proceso de recolección , lavado o filtrado de células, permite reinfundir únicamente los glóbulos rojos perdidos, desechando los demás elementos absorbidos por el dispositivo de presión negativa. Algunos autores aseguran que su principal problema es la pobre relación costo/beneficio, sugiriendo que se trata de un dispositivo muy costoso que no justifica la inversión al apreciar los beneficios obtenidos, además de sus posibles efectos adversos en tres campos: inmunomodulación, hemólisis y trastornos de la coagulación.(80).

Hay 2 sistemas diferentes: uno consiste en reinfundir directamente la sangre recuperada a través de un filtro (sangre filtrada) y el otro requiere lavado y concentración previa a la reinfusión (sangre lavada).

La autotransfusión perioperatoria debería indicarse cuando se espera recuperar sangre de una herida limpia a un ritmo que no produzca hemólisis.

La presencia de algunos de los siguientes criterios podría ser indicación de recuperador de sangre:

-Cuando se espera un descenso mayor del 20% del volumen sanguíneo estimado del paciente en adultos y del 15% en niños.

-Procedimientos en los que más del 20% de los pacientes requieren transfusión.

-Múltiples alo-anticuerpos o grupos sanguíneos raros con dificultad para obtener sangre compatible.

-Procedimientos en los se requieren transfundir mas de 2 concentrados de hematíes.

Hasta el momento esta técnica de ahorro de sangre se esta limitando a intervenciones donde se espera sangrado importante , como traumatismos graves , trasplante hepático, Cirugía Cardiovascular y por excelencia en Traumatología y Cirugía Ortopédica, día a día se están desarrollando nuevos recuperadores eficaces en sangrados menos profusos , fáciles de manejar y con una buena relación coste efectividad.(81).

RECUPERACION DE SANGRE INTRAOPERATORIA. La sangre vertida al campo quirúrgico se aspira y anticoagula pasando a un reservorio con filtro, el anticoagulante empleado será citrato , heparina o una combinación de ambos, cuando se alcanza un volumen de sangre adecuado en el reservorio, la sangre se centrifuga , se lava o no, eliminándose los detritus titulares, leucocitos, plaquetas y plasma.

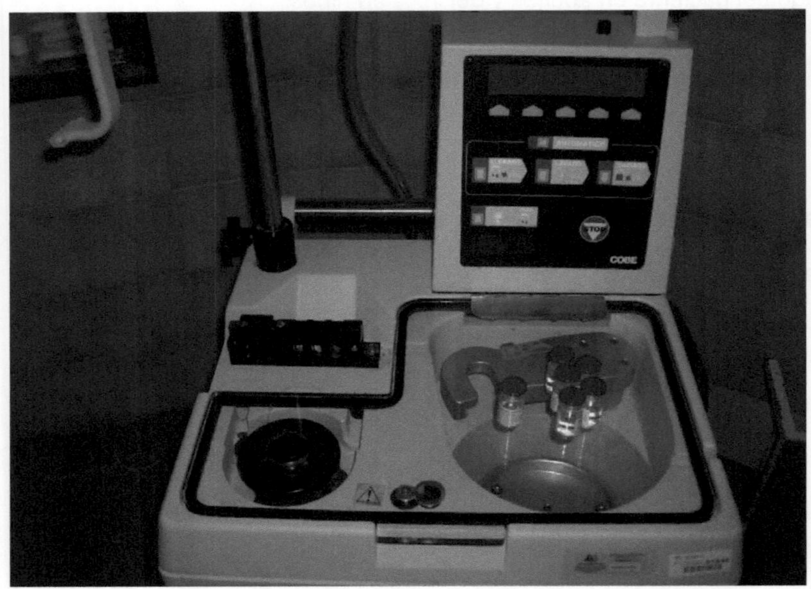

Equipo de recuperación intraoperatoria.

Los sistemas de filtración, a pesar de su sencillez, presentan limitaciones y sus riesgos. Es un método insuficiente en intervenciones donde se espera un sangrado importante y, por otro lado, la concentración de hemoglobina en la sangre recuperada es baja.

Un dato importante a conocer es el importante riesgo de transfundir agentes nocivos exógenos y endógenos:

-Agentes hemostáticos (colágeno, celulosa, gelatina, trombina) que podrían estimular la coagulación.

-Povidona yodada y antibióticos que no deban administrarse por vía parenteral.

-partículas de cemento y metálicas procedentes del campo quirúrgico.

-Grasa, hemoglobina libre, productos de degradación del fibrinogeno, Dimeros D, factores de coagulación activados, teniendo todos ellos severas consecuencias en el organismo.

-En el caso de procesos tumorales ninguno de los dos sistemas de lavado garantiza la ausencia de células tumorales por lo que se recomienda la radiación de las bolsas recuperadas antes de transfundir.

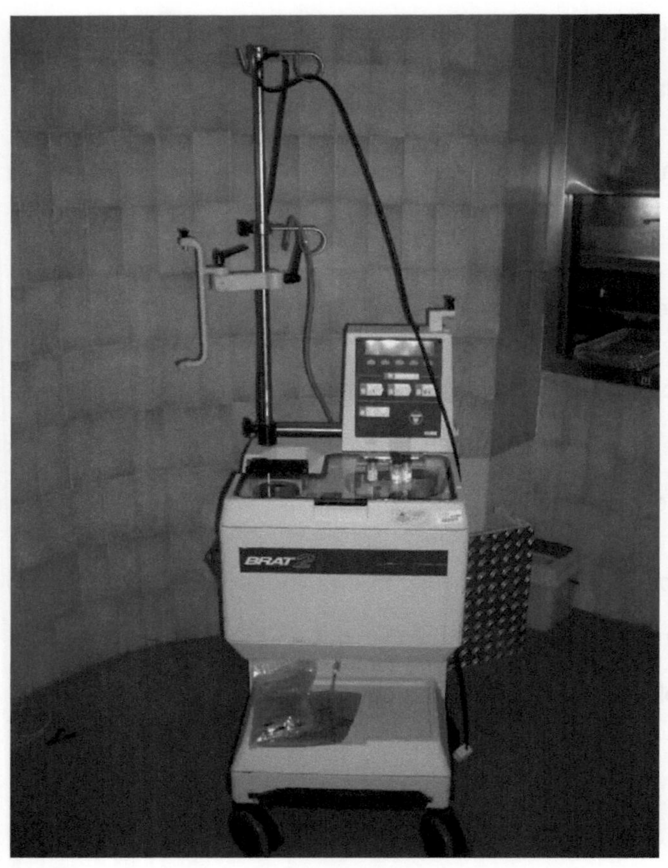

Equipo de recuperación intraoperatoria.

LOS SISTEMAS DE LAVADO. Se pueden utilizar tanto en intervenciones programadas como en urgencias, la sangre recuperada es centrifugada y lavada, para ello, se suspenden en cloruro sódico. Permite la eliminación de detritus celular, leucocitos, plaquetas, plasma e interleucinas, presentando este proceso pocas complicaciones , siendo la mas habitual la coagulopatía dilucional que revierte con la administración de plasma fresco congelado y concentrado de plaquetas.(82)

El hematocrito de la sangre obtenida varia entre el 45-65% de la sangre perdida aproximadamente. Hasta ahora los dispositivos que existían solo recuperaban entre un 50-60% de la sangre perdida y dado el elevado coste del material, únicamente se indicaba el uso cuando se preveía una hemorragia superior a 800-1500ml.

Los sistemas de lavado tienen características comunes con sistemas simples y de fácil manejo.

-Conexión del sistema a drenajes realizado en quirófano por el medico o la enfermera en condiciones de máxima esterilidad.

-La presión de aspiración no debe de exceder los -100mm Hg, para evitar la hemólisis.

-La sangre aspirada debe de atravesar un filtro de 170-260micras antes de alcanzar la bolsa de recogida, para eliminar las partículas de tamaño superior.

-No se añade la solución anticoagulante, por que la sangre recogida no se coagula.

-La retransfusión se realiza a través de un filtro de 2040 micras o filtro desleucocitador.

-El tiempo de recogida no debe superar las 6 horas, para evitar la contaminación bacteriana.

-El máximo volumen a transfundir no superara los 1500ml.

Todos los sistemas pueden presentar problemas, su importancia depende de la existencia o no de lavado. Tanto uno como otro puede inducir una hemólisis excesiva dando lugar a hemoglobina libre, pero únicamente los equipos sin lavado la reinfunden nuevamente al paciente y podría asociarse a daño renal, mientras que los sistemas de lavado aclaran la hemoglobina en su mayoría.

El embolismo aéreo es un problema que puede aparecer con algunos sistemas y que se evita desechando bolsas de presurización para la reinfusión.

Las complicaciones específicas de de los sistemas de filtrado incluyen las siguientes:

-Hemólisis, la sangre sin lavar contiene cifras elevadas de hemoglobina libre que puede ser causante de daño renal, especialmente en pacientes insuficientes en presencia de acidosis o shock hemodinámico en que se incrementa el riesgo de fracaso renal.

-Anticoagulación, la sangre recogida en el campo quirúrgico es anticoagulada con citrato que consume el calcio iónico, por lo que la hipocalcemia es un problema potencial cuando se reinfunden volúmenes grandes de sangre no lavada en pacientes con trastornos hepáticos, pudiendo ser compensado con cloruro cálcico.

-Trastornos de la coagulación, se reinfunde al paciente sangre que contiene fibrinógeno , antitrombina III , PDF, factores V y VII , por otro lado el numero y la forma de las plaquetas se altera en contacto con el aire y citrato ,pudiendo todos estos elementos desencadenar CID al ser reinfundidos.

-Microembolismo, partículas como grasa, membranas celulares, médula ósea, que pueden dar lugar a problemas pulmonares equivalentes a las transfusiones masivas de sangre antóloga.

-Los sistemas sin lavado, contiene elevada concentración de contaminantes en comparación con los que incorporan lavado: fragmentos de tejidos, factores de coagulación activados, fracciones del complemento, linfocinas y sustancias exógenos.

-Tiene limitada capacidad de captura en hemorragias profusas y rápidas.

-No eliminan sustancias toxicas de la sangre recuperada, que pueden causar hemólisis .El metilmetacrilato puede causar colapso circulatorio.

-No deben emplearse nunca en pacientes con fluidos gástricos o pancreáticos por el riesgo de hemólisis.

Las contraindicaciones de los sistemas sin lavado son:

-La existencia de contaminación o infección en el campo quirúrgico suele ser una contraindicación para el uso de estos sistemas por el riesgo de originar una septicemia.

-En presencia de procesos tumorales malignos el filtrado y el lavado de la sangre es insuficiente para evitar la diseminación de tumoral, por lo que habría que irradiar la sangre antes de infundirla.

-En presencia de líquido amniótico, estos sistemas están contraindicados por el riesgo de CID.

Hay otras muchas situaciones en las que habría que valorar si emplear los recuperadores o no, feocromocitoma por el riesgo de desencadenar una crisis de HTA, anemia falciforme maligna.

Las contraindicaciones de los sistemas con lavado son:

-El empleo de la solución de cloruro sódico para suspender los hematíes recuperados, puede producir alteraciones como, acidosis metabólica debido al descenso de bicarbonato asociado a un incremento de cloruro que se traduce en acidosis hiperclorémica, siempre y cuando sean utilizados grandes volúmenes de sangre lavada.

-Descenso de calcio y magnesio.

-Aspiración de grandes volúmenes de aire que puede producir hemólisis,

-No elimina completamente partículas de grasa, por lo que se debe asociar filtración, para evitar la aparición de embolias grasas.

-Tampoco evitan el riesgo de diseminación tumoral y requieren irradiación de la sangre recuperada.

La calidad de la sangre recuperada puede tener características diferentes en función del tipo de sistema empleado.

En los sistemas con lavado:

-La capacidad de transporte de oxigeno de la sangre recuperada es mayor que la de banco , puesto que los niveles de 2,3 difosforoglicerato , (2,3 DPG) son mayores.

-Hay cambios morfológicos en los hematíes cuando se examinan al microscopio, pero su significado es desconocido.

-La supervivencia de los hematíes es superior a los de sangre de banco, ya que los hematíes mas viejos se lisan al pasar por la centrifuga y no se han sometido a conservación.

-Los niveles de hemoglobina plasmática libre están por encima de los valores normales, al igual que sucede en la sangre de banco, aunque denota un cierto grado de hemólisis.

-Se ha comprobado los niveles de factores de coagulación activados en bajos niveles, productos de degradación del fibrinógeno, componentes activados del complemento, a pesar de ello, en los diferentes estudios no se han encontrado coagulopatías clínicamente significativas.

-Presencia de leucocitos, sobre todo, neutrofilos cuyo significado es desconocido.

-Elevada concentración de algunas citocinas pro inflamatorias, pero a las 12-18 horas no se encontraron diferencias en las concentraciones de observadas en pacientes reinfundidos y no reinfundidos.

-El anticoagulante residual varia según el volumen de solución lavado, pero es insuficiente para causar efectos sistémicos.

-No elimina completamente las bacterias y se ha encontrado sobrecrecimiento bacteriano por staphilococcus epidermidis, staphilococcus coagulasa negativo, y otros gérmenes.

-En comparación con la sangre de banco, no es una sangre acidótica.

-Mediante citometria de flujo se ha demostrado la presencia de partículas de grasa en la sangre recuperada, lo que podría justificar un síndrome de embolia grasa; sin embargo la concentración se reduce en 12-18 horas, lo que significa que la capacidad de aclaración de estas partículas es mayor que la teórica, aunque faltan estudios que lo confirman, por lo que se recomienda emplear los diferentes sistemas de filtrado existente en el mercado, que además desleucocitan la sangre.

En los sistemas sin lavado:

-La capacidad de transporte de oxigeno, en principio seria igual que en los que presentan lavado.

-Supervivencia de los hematíes menor.

-El hematocrito será variable,.entre 20-40%,puesto que no precisa procedimiento de centrifugado.

-Los niveles de hemoglobina libre son mayores y podría causar daño renal.

-Ausencia de anticoagulante en la sangre recuperada postoperatoriamente.

-Concentraciones muy elevadas de enzimas como GOT, GPT, LDH, CK se normalizan a la semana los niveles de LDH, sin embargo estos niveles se detectan de igual forma en los pacientes que no reciben la autotransfusión, pudiendo pudiendo dar resultado engañoso cuando se requiere el diagnostico de IAM o alteraciones hepáticas en el postoperatorio de sangre reinfundida, por lo que habría que recurrir a otras enzimas mas especificas.

Por todo lo dicho el empleo de recuperadores de sangre, solos o combinados con otras técnicas, ha permitido el ahorro de sangre homologa pudiéndose resumir las siguientes conclusiones:

-Son sistemas muy seguros con una relación coste-efectividad excelente y de fácil manejo.

-Queda claro que la recuperación intraoperatoria conlleva necesariamente sistemas de lavado.

-En cuanto a la recuperación postoperatoria, faltan estudios fiables que determinen si es imprescindible el lavado o no, parece lógico pensar que la sangre sin lavar puede contener sustancias nocivas y que al eliminarlas disminuirá el potencial peligro al reinfundirlas.

HEMODILUCION NORMOVOLEMICA AGUDA *(NHD).* Es una técnica de ahorro de sangre que consiste en cambiar un determinado volumen de sangre completa, por cristaloides (en relación 1:3 con el volumen extraído) o coloides (en relación 1:1)(86) para que en cualquier momento, durante o posterior a la cirugía, sea reinfundida la sangre autóloga extraída momentos antes, de esta manera se provoca una anemia dilucional y por tanto un descenso de los eritrocitos perdidos como consecuencia de la hemorragia quirúrgica. Desde el punto de vista fisiológico lo más importante es el mantenimiento de la normovolemia, ya que se han detectado niveles muy bajos de hemoglobina sin manifestar hipoxia siempre que el volumen circulante se mantenga constante. Tiene la ventaja de que además de los componentes celulares de la sangre, se reinfunden factores de coagulación y algunas otras sustancias que no están presentes o no son funcionales en las transfusiones heterólogas o en los sistemas de autotransfusión intraoperatoria; además, es mucho más barata que la transfusión autóloga preoperatoria y no requiere de semanas de preparación prequirúrgica. El principal riesgo de esta técnica es el de presentar coagulopatía por dilución; sin embargo, hay estudios que muestran que las hemodiluciones normovolémicas no son un factor de riesgo significativamente mayor que otras técnicas de transfusión autóloga para presentar coagulopatías.

La disminución progresiva del hematocrito se presenta como una curva exponencial decreciente, por ello el cálculo del hematocrito final deseado así como del volumen a extraer, según el peso del paciente, requerirá la utilización de tablas logarítmicas y nomogramas específicos. Para simplificar estos cálculos se utiliza habitualmente la tabla de Groos (87):

$$V = VSE \times (Ho - Hf / Hm)$$

V es el volumen a extraer, VSE es el volumen de sangre estimado (niños: peso x 75; hombres: peso x 70 y mujeres: peso x 65), Ho es el hematocrito inicial o preoperatorio; Hf es el hematocrito final o deseado y el Hm. el hematocrito medio de los anteriores.

Primero lo que hay que hacer es obtener dos accesos vasculares venosos o uno arterial y otro venoso para la extracción de la sangre y la reinfusión de volumen respectivamente. No se ha determinado un tiempo de duración para el proceso de extracción, pero se estima, como en la donación autóloga, de unos 10 minutos por cada 450 ml, esto implica un ritmo rápido para una vía venosa en un paciente bajo anestesia general. En cualquier caso la colocación de un catéter arterial o venoso central se justifica solo si lo exige la monitorización perioperatoria del paciente, normalmente la sangre se recoge en bolsas especiales preparadas para le Hemodilución (450ml en adultos y 250ml en niños) con citrato –fosfato-dextrosa-adenosina como anticoagulante.

Se deben pesar las bolsas obtenidas para comprobar que la cantidad de sangre es proporcionar al anticoagulante, mezclar bien, agitando suavemente y etiquetarlas con los datos del paciente, así como señalar el orden de extracción. Las bolsas pueden conservarse, al menos de 6 a 8 horas a temperatura ambiente donde se preserva la función plaquetaria o bien hasta un máximo de 24 horas refrigeradas. Pasado este tiempo deben rechazarse o reinfundirse a través de un filtro para microagregados, ya que no esta desleucocitada. El orden de transfusión es inverso es inverso al de su extracción de manera que la primera bolsa extraída con mayor hematocrito y mas factores de coagulación sea la ultima en infundirse. No obstante este orden puede cambiarse en base a los requerimientos del paciente.

La Hemodilución se ha empleado para la mejoría de situaciones clínicas tales como el infarto cerebral o la trombosis de la vena central de la retina, pero en el ámbito quirúrgico se ha utilizado para todo tipo de pacientes incluidos niños y ancianos. Su uso más habitual ha sido Cirugía cardiaca, maxilofacial, hepática, urológica, general y ortopédica.

Algunos testigos de Jehová aceptan la técnica si la sangre se mantiene en un sistema de flujo continuo y cerrado. (90)

En general se establece la técnica de Hemodilución como técnica de ahorro, cuando las pérdidas quirúrgicas de sangre se estimen superiores a 1000ml y en las que no disponemos de sangre en predeposito, aunque también puede asociarse a otras técnicas de ahorro.

La principal contraindicación es la anemia perioperatoria. Las complicaciones mas graves son la isquemia miocárdica o cerebral.(91) Debe realizarse con precaución en pacientes con enfermedad coronaria aunque se ha empleado con éxito en cirugía cardiaca de revascularización, incluso en pacientes betabloqueados, esta contraindicada en enfermos valvulares, ya que la respuesta hemodinámica al aumento de la precarga como consecuencia de la disminución de la viscosidad esta limitada. Tampoco debe llevarse a cabo en pacientes con enfermedades carotideas que puedan comprometer la perfusión cerebral ,ni en los que tengan enfermedades respiratorias avanzadas que afecten la oxigenación Los hepatopatas graves o aquellos con trastorno de la coagulación pueden desarrollar disminución importante de factores con valores insuficientes para la hemostasia. La insuficiencia renal también constituye una contraindicación para esta técnica.

De forma amplia se admiten valores seguros de dilución en personas sanas hasta un 15-20% de hematocrito (Hb 5g / dl) siendo valores extremos de hipoxia de Hb 3g / dl a partir de los cuales puede aparecer isquemia miocárdica, se acepta que en ancianos y enfermos coronarios, la dilución debe ser moderada (Hb 8,5 g/dl).

Muchos estudios demuestran con esta técnica la disminución de las necesidades de sangre antóloga, pero las deficiencias en estos trabajos han sido revisadas y actualmente existe controversia en cuanto a su validez, debido tanto a la variabilidad en la muestra, al amplio rango de volumen de sangre extraída y a la ausencia de grupos control. Además la falta de un criterio claro de umbral transfusional, ha permitido valores de hematocrito postoperatorios menores en estos pacientes, con respecto a aquellos transfundidos con sangre alogénica. La conferencia americana de consenso para la transfusión autóloga señala que, el uso solo de Hemodilución tiene una capacidad limitada para prevenir la necesidad de sangre homologa y además, deben valorarse de forma cuidadosa las contraindicaciones antes de extender de forma amplia su uso.

4.5.6. HIPOTENSION VOLUNTARIA.

Consiste en la reducción de la tensión arterial sistólica entre 80 y 90 mmhg, otros autores la definen como una reducción de la PAM entre 50 y 65 mmhg en pacientes normotensos y rangos un poco mayores en pacientes hipertensos. Su aplicación se sustenta en el simple hecho de que un paciente hipotenso pierde menos sangre por los vasos permeables que uno normotenso.

Uno de los problemas de esta técnica es el fenómeno de hipoperfusión de los órganos terminales como riñón, hígado, cerebro e intestino. Este procedimiento está contraindicado en enfermedad neuropsiquiátrica, estenosis aórtica, estenosis subaórtica, hipertrofia idiopática y enfermedad arterial coronaria inestable por las implicaciones hemodinámicas y las consecuencias neurofisiológicas de los episodios de hipoperfusión cerebral. (93)(94).

4.5.7 AGENTES FIBRINOLITICOS.

Los intentos farmacológicos para reducir la hemorragia y transfusión en pacientes quirúrgicos están basados en la prevención de los defectos asociados a la coagulopatía. Los agentes antifibrinoliticos, como su nombre lo indica, inhiben la fibrinólisis que podría repermeabilizar un vaso sangrantes habiendo demostrado ser eficaces en la disminución de a perdida hemática intraoperatoria disminuyendo el numero de unidades de transfusión necesarias como consecuencia. Estos agentes se han utilizado con éxito en el control del sangrado quirúrgico de los órganos que tienen altas concentraciones de factores activadores de plasminógeno (saliva, cerebro, mucosa gástrica y próstata); son utilizados para evitar el resangrado de hemorragias subaracnoideas, úlcera péptica sangrante, prostatectomías, y en pacientes hemofílicos que van a tener intervenciones odontológicas.(94)

A pesar de su utilización en diversas indicaciones ya se hace presente en la literatura desde hace mas de treinta años , siendo a partir de los años 80 cuando aumenta su utilización y el interés por la terapia antifibrinolítica.

ACIDO EPSILON AMINOCAPROICO (EACA), ACIDO TRANEXAMICO (TXA) Y ANALOGOS DE LISINA. Inhiben de forma competitiva el anclaje de la plasmina a los residuos de lisina en la fibrina, con lo que inhiben la actividad antifibrinolítica y antifibrinogenolitica de los activadores del plasminógeno, Muestran buenos resultados al ser administrados de manera profiláctica, pero su eficacia disminuye si se administran después de que se presentan los síntomas del sangrado. No existe evidencia médica que indique que el uso de estos fármacos incremente el riesgo de complicaciones trombóticas. La EACA tiene una efectividad y confiabilidad muy parecida a la de la aprotinina, con un costo tres veces menor, por lo que debe ser preferido como fármaco antifibrinolítico de elección. Puede ser administrado tanto por vía oral como intravenosa.(95)(96)

En cuanto al uso del TXA en Cirugía Ortopédica y traumatológica existen muy pocos trabajos que apoyen su empleo, actualmente el mayor uso es en paciente que van a ser sometidos a artroplastia total de rodilla con manguito de isquemia , cuando no son apropiadas otras técnicas de ahorro de sangre, reduciendo de esta forma la fibrinólisis local.

Varios estudios han investigado su efecto sobre el sangrado y los requerimientos de de transfusión en estos pacientes , mostrando una reducción de la hemorragia entre el 43 y el 54% , así como una reducción significativa del numero total de unidades de sangre transfundidas y del numero de pacientes expuestos a sangre alogénica.(96).Esto no se ha podido corroborar en estudios posteriores mas recientes, e incluso en algún estudio realizado en artroplastia de cadera no se encuentran beneficios de su aplicación.La dosis recomendada es de 10-15mg/kg administrada antes de la aplicación de la isquemia. (98)

La explicación de la escasa utilización de agentes antifibrinoliticos en una cirugía que comporta una perdida hemática importante y consumo elevado de recursos hematicos seria la preocupación constante sobre el riesgo de enfermedad tromboembolica asociada a estos agentes y la cirugía ortopédica , sobre todo , en artroplastia total de rodilla. En esta cirugía el fenómeno de isquemia-reperfusión activa la fibrinólisis local produciendo sangrado postoperatorio, pero también existe un elevado riesgo de trombosis venosa profunda que podría verse agravado por estos agentes.(99)

APROTININA (APT). Descubierta en los años 30 y, al principio, evaluada en el tratamiento de la respuesta inflamatoria sistémica de diversas enfermedades, es un fármaco que resulta especialmente útil en disminuir el sangrado quirúrgico en pacientes con disfunción plaquetaria por ingesta de aspirina y en pacientes sometidos a reintervenciones.

Es un polipéptido formado por 58 aminoácidos se encuentra fundamentalmente en los mastocitos de los mamíferos y se comercializa a partir de pulmón bovino, su mecanismo de acción es básicamente antifibrinolítico, dosis dependiente, actúa inhibiendo a la tripsina, y el sistema de kalicreinas plasmática y tisulares. El resultado final es la disminución de formación de productos de degradación del fibrinógeno el incremento de la actividad de la alfa2-antiplasmina y el descenso de la actividad de la Plasmina. Posee además un efecto antiinflamatorio modulando la activación, migración de neutrofilos y liberación de citoquinas pro inflamatorias; Ha mostrado mejorar la hemostasia de pacientes con alteraciones explicadas bien sea por la anticoagulación utilizada o por las alteraciones causadas en la estructura de los receptores plaquetarios con el uso de las máquinas de circulación extracorpórea. Esquemas de administración: uno de dosis alta que consiste en una dosis inicial de 2.000.000 de unidades inactivadoras de kalicreina (KIU) y 500.000 KIU/hr en infusión continua durante la cirugía; y un esquema de dosis baja que se realiza administrando 1.000.000 KUI al inicio de la cirugía y una infusión continua de 250.000 KUI/hr durante la intervención. Algunos artículos (102)(103) concluyen que la efectividad de la aprotinina es mayor que la de los análogos de lisina, disminuyendo los requerimientos transfusionales y las reintervenciones postoperatorias por sangrado.

A la vista del sangrado que se asocia a la cirugía ortopédica electiva, se ha investigado la utilización de APT en artroplastia primaria y revisión de cadera y rodilla, unilateral y bilateral, retirada de prótesis infectada y cirugía tumoral.

En estudios relacionados con la APT se muestra una reducción en el sangrado de 25-60%(104), siendo mas marcada esta reducción en los procesos relacionados con sangrados mas intenso. La reducción en la hemorragia se correlaciona con una disminución en el número total de unidades de sangre transfundida concluyendo que el uso intraoperatorio de APT, en cirugía ortopédica mayor, reduce significativamente el sangrado y la cantidad requerida de concentrados de hematíes, sin aumento de incidencia de enfermedad tromboembolica.

En cirugía de cadera, la mayoría de los estudios que comparan la eficacia de APT frente a placebo se obtienen beneficios estadísticamente significativos en relación con la disminución de la hemorragia y en el ahorro de hemoderivados, sobre todo cuando se empela APT a altas dosis. Por el contrario, en cirugía de rodilla, realizada habitualmente bajo isquemia, para evitar la hemorragia intraoperatoria y facilitar el trabajo operatorio, no existen datos operatorios al respecto.

Aproximadamente un 3% de los pacientes tratados con este fármaco presenta reacción alérgica de intensidad variable y alrededor de la mitad de pacientes de los que se les administra APT desarrollan anticuerpos por anti-IgG frente al fármaco, aumentando el riesgo de alergia si se ha administrado con anterioridad. Como medida preventiva se ha propuesto la toma de antihistamínicos y de la llamada "dosis test" de APT, consistente en una inyección iv de 10000 KIU de APT ; una vez administrada la dosis reseñada , debe existir un tiempo de espera hasta la administración de la dosis completa de APT no inferior a 20 min., tras lo cuales, si no aparecen reacciones de hipersensibilidad , la administración de APT parece segura, se recomienda realizar esta medida independientemente de que haya habido exposición previa.

Se han postulado efectos perjudiciales tras la administración de APT a nivel renal, pues parece que presenta gran avidez por el cepillo del riñón. Se trata de un efecto transitorio y reversible, de escasa importancia clínica en aquellos pacientes en los que la función renal esta previamente conservada.

Finalmente habría que considerar que, dada su riqueza en cargas positivas a pH fisiológico, la administración de APT resulta incompatible con soluciones de aminoácidos y emulsiones lipídicas, nutrición parenteral, propofol, corticoides y tetraciclinas.

Es importante, además, destacar la interacción de de APT con estreptoquinasa, IECAS, y heparina potenciando la acción de este último. La APT reduce la actividad de, la colinesterasa plasmática y por ello puede prolongar los efectos del bloqueo neuromuscular producido por los curares.

DESMOPRESINA ***(Deamino-D-arginina Vasopresina - DDAVP).*** Este es un análogo de la vasopresina. El DDAVP ha traído grandes beneficios en el tratamiento de la hemofilia y la enfermedad de Von Willebrand, siendo una excelente opción para reducir las pérdidas intraoperatorias de sangre de estos pacientes. La terapia con DDAVP ha mostrado ser efectiva en el manejo de pacientes con alteraciones plaquetarias secundarias a enfermedad renal crónica, cirrosis hepática y uso de aspirina, sobretodo en pacientes que se someten a bypass coronario luego de una ingesta crónica de esta. A pesar de que la desmopresina ha mostrado beneficios en el manejo de pacientes con alteraciones de la coagulación, no ha mostrado ningún beneficio en el manejo de pacientes sin coagulopatía de base, tampoco no se muestran beneficio de su uso para manejar los problemas hemorrágicos trans o postoperatorios comparado con los demostrados beneficios de la aprotinina y los análogos de la lisina. (106).

El DDAVP es un fármaco bastante bien tolerado, su administración intravenosa rápida produce hipotensión arterial transitoria, acompañada de rubor facial, cefaleas y nauseas; Se han descrito casos graves de hiponatremia en especialmente en niños.

La dosis recomendada es de 0.3-0.4 microgramos/kg diluidos en 50 ml de suero fisiológico al 0.9% administrados por i.v. lenta (107).

FACTOR VIIA RECOMBIANTE ***(NOVOSEVEN.)***Fue desarrollado en 1988 por NOVO NORDISK en Dinamarca mediante ingeniería genética como alternativa de tratamiento de las hemorragias como alternativa en el tratamiento de las hemorragias espontáneas y quirúrgicas de los pacientes hemofílicos que presentan anticuerpos inhibidores contra los factores VIII o IX de la coagulación.

El efecto pro hemostático de del rFVIIA en pacientes sangrantes con coagulopatía ha animado ha probar su eficacia para controlar el sangrado perioperatorio, como un nuevo instrumento para el control de la hemorragia difusa en el trauma y otros procedimientos quirúrgicos.

4.5.8. ANESTESIA LOCOREGIONAL.

Es importante saber que el empleo de una técnica de anestesia locoregional raquídea (bloqueo intradural o epidural) tiene un papel importante en la disminución del sangrado intraoperatorio.

Si bien ha sido ampliamente comprobado los beneficios de las técnicas locoregionales en cuanto a la prevención de la trombosis venosa en cirugía ortopédica, no esta del todo esclarecido el papel que pueda desempeñar en el ahorro de sangre.(109)

En los trabajos publicados existe controversia al respecto, algunos estudios sugieren un descenso del sangrado durante la intervención en las artroplastias de cadera aunque parece que el menor sangrado intraoperatorio se compensa con un mayor sangrado postoperatorio. La explicación posible a la disminución en el sangrado sería el descenso de la presión arterial y/o venosa que acompaña la a la técnica locoregional. Sin embargo en otros estudios no se encuentran diferencias entre la técnica locoregional y la general. (109)(110).

4.5.9. TORNIQUETE NEUMATICO.

Los torniquetes son frecuentemente utilizados en cirugía ortopédica para disminuir el sangrado durante la intervención realizada en las extremidades, su objetivo es disminuir el sangrado durante la intervención consiguiendo de esa forma un campo quirúrgico exangüe al aplicarse una presión suficiente para evitar el paso de sangre hacia la parte distal, siempre sin dañar las estructuras comprometidas. (55)

La hemorragia, el uso de torniquete y la hemostasia en cirugía protésica de rodilla sigue siendo un tema en controversia.(111) Se discuten sus ventajas y sus inconvenientes, con fervientes partidarios de no usarla , así como los que la defienden de forma sistemática, dado que la no utilización conlleva mayores perdidas sanguíneas así como pocas ventajas en el postoperatorio.(112).En situaciones especiales, como la enfermedad vascular periférica, la artritis reumatoide y variantes corticodependientes, tromboembolismo previo, patología tumoral activa y múltiples escaras en la pierna, entre las más importantes podría estar indicado no realizar una isquemia ni utilizar un torniquete.

Es importante puntualizar que si bien el torniquete reduce de forma importante el sangrado durante la intervención quirúrgica, no ocurrirá lo mismo con las perdidas sanguíneas postoperatorias que pueden llegar a ser importantes, aunque en la actualidad la practica mas extendida es la utilización del mismo , la nueva cuestión que se plantea es el momento de liberar el torniquete para conseguir reducir el sangrado posquirúrgico, si antes del cierre de la herida quirúrgica o si por el contrario después del cierre de la misma con un vendaje compresivo previo.

4.6 PROTOCOLO POSTOPERATORIO.

El seguimiento postoperatorio incluye la utilización de drenaje recuperador de sangre, que es permitido por los testigos de Jehová puesto que al ser un circuito cerrado no es considerado como transfusión y que ya han sido comentados en apartados anteriores.

La administración de ferroterapia intravenosa, así como la sueroterapia permiten recuperar el hematocrito y la volemia posquirúrgica. (112)

La ferroterapia intravenosa hasta ahora se ha infrautilizado debido a los efectos secundarios del hierro dextrano, describiéndose un 13% de reacciones adversas y riesgos de shock anafiláctico cercanos al 2%, actualmente con el hierro sacarosa se ha visto que tiene un buen perfil de seguridad, con menos efectos adversos y reacciones de hipersensibilidad.(113)

Las indicaciones de ferroterapia intravenosa son:

- Intolerancia digestiva a preparados de hierro oral.

- Síndromes de malabsorción intestinal.

- Programa de ahorro de sangre, autodonación preoperatoria, o en hemoglobina postoperatoria disminuida. Rápida corrección de anemias postoperatoria.

- Necesidad clínica de disponer rápidamente de hierro funcional.

- Testigos de Jehová con pérdidas agudas de sangre, asociado a rHuEPO.

- Anemia de enfermedades crónicas inflamatorias.

En caso de déficit de hierro, el tratamiento intravenoso hace desparecer los síntomas de anemia en pocos días,.El pico de reticulocitos ocurre a los 10 días y una completa corrección de la anemia , incluso grave (Hb 5 g/dl) se produce en 3-4 semanas y , lo mas importante disminuye la probabilidad de transfusiones peri cirugía.

La dosificación de hierro intravenoso se debe de hacer de forma individual, y para ello hay que hacer el cálculo de déficit de hierro según la formula siguiente:

Déficit total de hierro (mg) = ((peso corporal kg) x (Hb deseada – Hb real g/l) x 0.24)+ hierro de deposito.

Podemos simplificar asumiendo que se necesitan 100-150 mg de hierro por cada g/dl de Hb a recuperar (3-5 g/dl en cirugía primaria de rodilla, cadera o columna; 5-7 g/dl en cirugía bilateral o de revisión). Venofer®; ampollas de 5 ml (hierro sacarosa; 100 mg de hierro III/ampolla. (115).

Siempre que sea posible se debe comenzar a administrar el tratamiento con hierro sacarato antes de la cirugía, ya que facilita la administración de la dosis total necesaria y permite detectar con más claridad los posibles efectos adversos que puedan presentarse.

Existen situaciones en las que parece que el hierro parenteral parece estar desaconsejado:

- Anemias no atribuibles a déficit de hierro.

- Sobrecarga de hierro o trastornos en la utilización del mismo.

- Historia de hipersensibilidad de a los preparados de hierro i.v.

- Pacientes con antecedentes de asma, eczema, u otras alergias atópicas.

- Historia de cirrosis, hepatitis, o presencia de transaminasas séricas que superen más de

tres veces los valores máximos normales.

- Infección aguda o crónica porque puede exacerbarse.

Los efectos secundarios son poco frecuentes. Quemazón en el lugar de la punción, sabor amargo o metálico, cefaleas, nauseas, vómitos, hipotensión; y si existe extravasación también, edema, irritación y ulceración de la piel en el lugar de la venopunción. Las reacciones anafilactoides son muy raras

(1:10.000 dosis) y están relacionadas con la administración muy rápida o sobredosis.

Para prevenir los efectos secundarios , no se deben dar mas de 200mg de hierro por dosis, se debe diluir en suero fisiológico 0.9% a una concentración de 1mg/ml y la duración de la infusión debe de ser de 30 minutos si se utiliza 100mg y mínimo 45 minutos si la dosis es de 200 mg.(115).

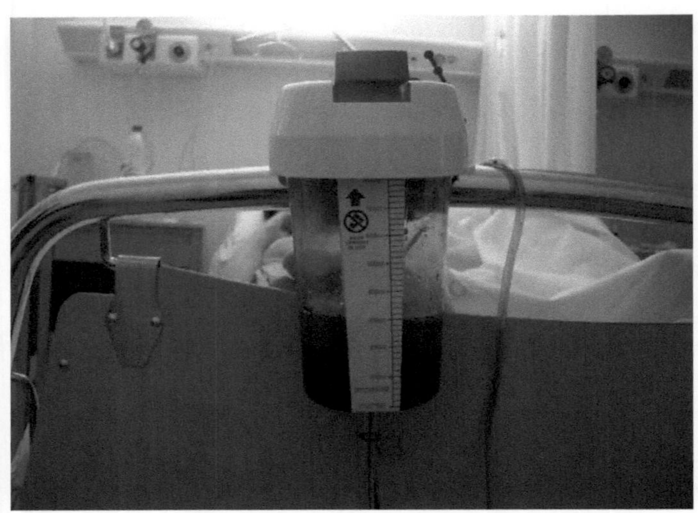

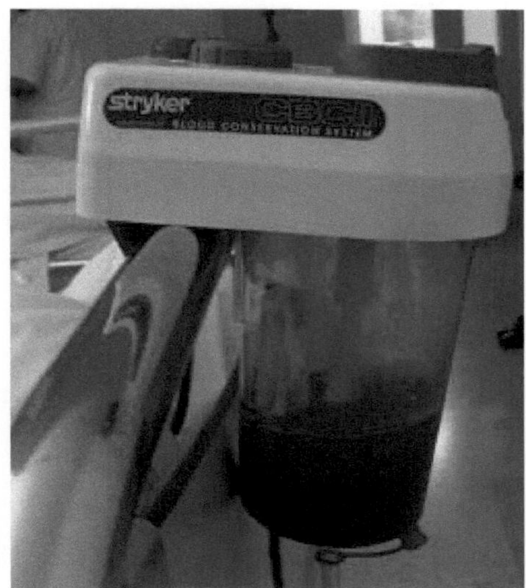

Recuperador postquirúrgico.

4.7 EVALUACION DE COSTES.

Realizando unja aproximación de los costes de las estrategias previamente comentados podemos realizar una aproximación a los mismos de la siguiente manera:

- Unidad de EPO 40000UI 456.13€ x3 = 1368,39€.

- Unidad de concentrados de hematíes autóloga recogida y almacenamiento 207.85€.

- Unidad de concentrado de hematíes alogénica recogida y almacenamiento 171.49€.

- Unidad de concentrado de hematíes de recuperador sanguíneo 145.86€.

Inicialmente puede parecer que las estrategias de ahorro de sangre pueden ser mas caras que las Transfusiones de Sangre Alogénica, sin embargo, estas ultimas llevan asociadas mas complicaciones y mas duración de ingreso del paciente por lo que podemos concluir que el uso de TSA tiene un aumento del gasto sobre el paciente cuando se compara con otro de las mismas características que ha sido sometido a terapias de ahorro de sangre.

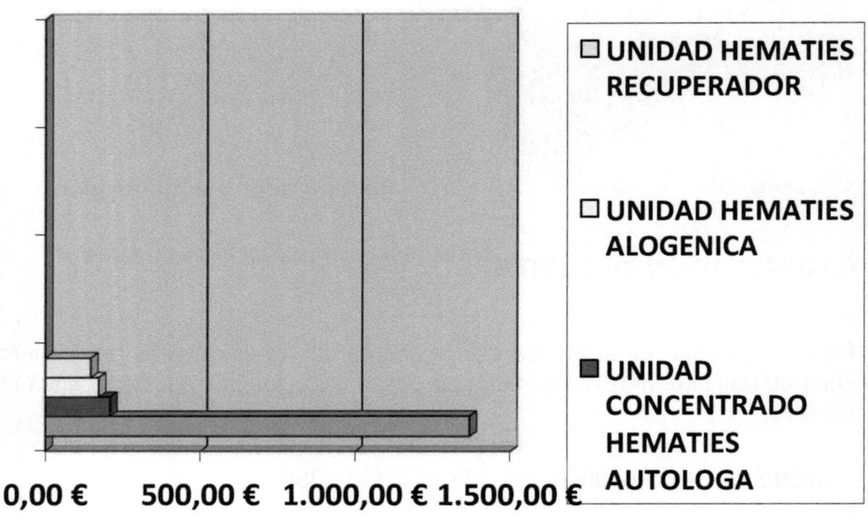

5. LA FUNCION DE LA ERITROPOYETINA EN PACIENTES SOMETIDOS A ARTROPLASTIA DE RODILLA, EXPERIENCIA PERSONAL.

5.1 OBJETIVO.

El objetivo del estudio ha sido evaluar el efecto de la suplementación con Eritropoyetina, siguiendo un protocolo determinado conjuntamente con el servicio de Anestesiología y Reanimación, y valorar si los pacientes han entrado en rango de hemoglobina transfusionables o no, para de esta manera poder ofrecer a los pacientes que estén en contra o se nieguen a las transfusiones, alternativas que le permitan afrontar cirugías protésicas de rodilla minimizando los riesgos para su salud.

5.2 MATERIAL Y METODO.

Se han revisado 70 pacientes intervenidos de Prótesis Total de rodilla entre Enero del 2005 y Diciembre 2008, este estudio pretende valorar la eficacia del protocolo de estimulación con Eritropoyetina recombinante humana prequirúrgico asociado a la cementación total de los componentes y recuperadores de sangre postquirúrgico. De los 70 pacientes fueron excluidos 21 quedando 49 para el análisis de los cuales 23 fueron estimulados con EPO y 26 no.

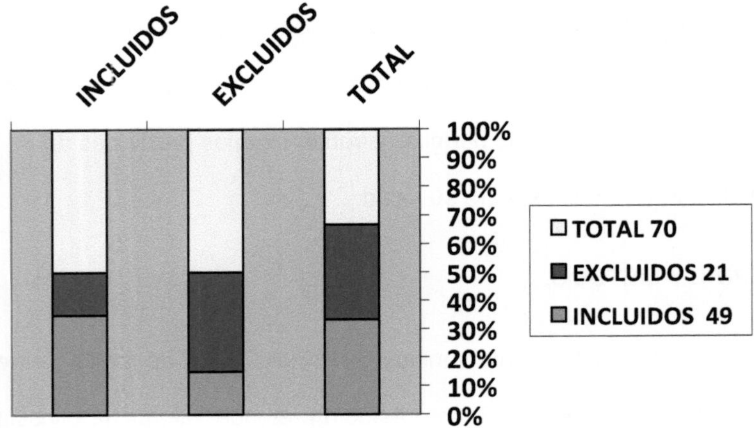

DISTRIBUCION DE PACIENTES

La variable a estudiar es la tendencia de cada grupo a entrar en rango transfusionable, considerándose este entre 8-10 g/dl independientemente de si se realiza la transfusión tras una cirugía ortopédica mayor, PTR intervenidas de forma reglada, para ello los dos grupos comparten, los mismos cirujanos y técnicas quirúrgicas.

A todos los pacientes se le realizo un estudio hematológico inicial valorando los niveles de Hg e hierro iniciales , a continuación los que se sometieron al protocolo de estimulación con EPO se les asignaba la fecha de la intervención y se le sometía a estimulación con EPO 40000 UI /día según un protocolo de 3 días , 21,14,7 previos a la intervención ,si la Hg inicial estaba por debajo de 13g/dl cuando el paciente estaba con niveles de Hg por encima de 14 no se estimulaba con EPO.

Durante la intervención quirúrgica se cementaban los componentes femorales y tibiales en el grupo de los estimulados con EPO y sólo los tibiales en los no estimulados por necesidades de la PTR empleada, una vez intervenidos se implantaba un sistema de recuperación posquirúrgica en los pacientes estimulados con EPO.

Al final del estudio fue imposible evaluar a 21 pacientes por no cumplir los criterios de inclusión y cumplir criterios de exclusión.

El análisis estadístico se llevo a cabo en colaboración con el Departamento de Estadística de la Universidad de Sevilla (Prof. Polo) utilizando el paquete estadístico SPSS 14.0 para Windows. Los datos se presentan como porcentajes, media +/- desviación típica .Se utilizaron pruebas paramétricas (T student) y no paramétricas (Xi-cuadrado) con el fin de contrastar los diferentes valores. Valores de $p < 0.05$ fueron considerados estadísticamente significativos.

5.2.1. CARACTERISTICAS GENERALES DE LA MUESTRA

.

Los pacientes han sido incluidos en los dos grupos en función de sus características personales, los estimulados con EPO , 23 ,son pacientes que rechazan de forma voluntaria la transfusión sanguínea, los del otro grupo , 26 ,no rechazan la transfusión, lo que realmente nos interesa es valorar si entran en rango transfusionable, independientemente de si se realiza la transfusión.

El resto de las características son similares para los dos grupos, mismos cirujanos, mismas prótesis, misma técnica quirúrgica, mismo tipo de anestesia.

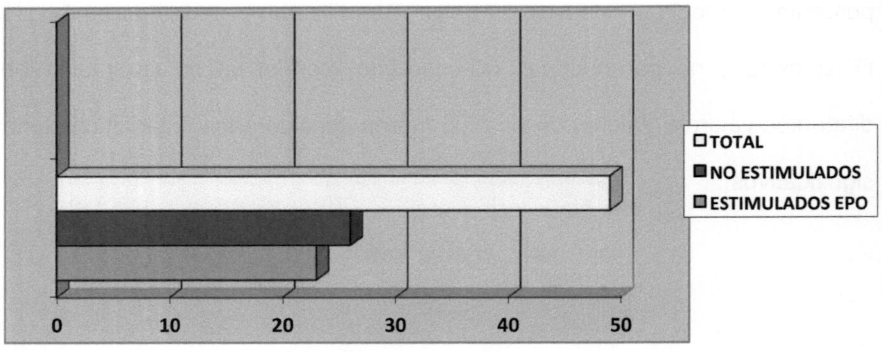

DISTRIBUCIÓN DE PACIENTES INCLUIDOS EN ESTUDIO.

5.2.2. CONSIDERACIONES ÉTICAS.

Los pacientes que rechazan las transfusiones sanguíneas han firmado previamente el Documento de declaración de voluntades finales anticipadas. En ningún momento ningún paciente ha corrido riesgo vital por no ser transfundido.

5.2.3. CRITERIOS DE INCLUSIÓN PARA LOS PARTICIPANTES DEL ESTUDIO.

- Pacientes con más de 65 años.

- Cirugía ortopédica mayor prótesis de rodilla de forma reglada.

- Declaración de voluntades finales anticipadas firmada y entregada en registro.

- Testigos de Jehová.

- Pacientes intervenidos por Dr. Castro del Olmo y Dr. Periáñez entre 2005 - 2008.

5.2.4. CRITERIOS DE EXCLUSIÓN PARA LOS PARTICIPANTES DEL ESTUDIO.

- Pacientes que cuyas probabilidades de transfusión sean elevadas previamente a la

  Cirugía debido a anemia por trastornos crónicos.

- Pacientes con Insuficiencia renal crónica y hepatopatía crónica.

- Pacientes con HTA no controlada.

- Pacientes con ACV o IAM de menos de 1 año, isquemia carotidea o cerebrovascular.

-Pacientes con contraindicación para la profilaxis tromboembólica.

5.3. RESULTADOS.

Presentamos ésta Tesis considerando un grupo inicial de 70 Prótesis totales de rodilla, de las cuales fueron rechazadas 21 por no cumplir los criterios de inclusión y sí los de exclusión. Entre los 49 pacientes que fueron incluidos, se distribuyeron en 2 grupos, grupo1 compuesto por 23 pacientes que fueron estimulados con rHuEPO siguiendo el protocolo expuesto previamente, se realizo cementación del componente femoral y se utilizó recuperador postquirúrgico.

Los estadísticos descriptivos más interesantes analizados son los siguientes:

Los 49 pacientes que cumplen los criterios de inclusión presentaron una media de 7.63 días de ingreso hospitalario con una desviación típica de 3.087 con un máximo de 19 y un mínimo de 4 días de ingreso.

Desde el punto de vista de la lateralidad de los pacientes se considero el lado derecho en el 42.857% de rodillas intervenidas y el lado izquierdo en el 57.143%.

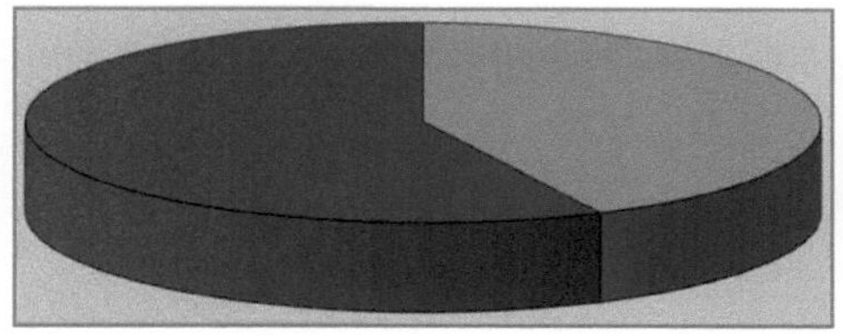

LATERALIDAD.

La Hemoglobina prequirúrgica presentó una media de 13.051 g/dl con una desviación típica de 1,4089 con un mínimo de 9.8 y un máximo de 16g/dl.

La Hemoglobina postquirúrgica presento una media de 10,55g/dl con una desviación típica de 1.473g/dl, con un mínimo de 8g/dl y un máximo de 15g/dl.

El sangrado postquirúrgico inmediato presento una media de 505.10 cc con desviación típica de 124.67cc, siendo el valor mínimo 300 y el máximo 800cc.

El sangrado de los dos grupos fue el siguiente, el grupo 1 presento cifras de 503.70 cc de media con 131.505 de desviación típica mientras que el grupo 2 presentaba cifras de 506.82cc con una desviación típica de 117.8cc.

Los pacientes estimulados con EPO y cementación de los dos componentes de la prótesis (grupo1) presentaron una media de 8.15 días de ingreso con una desviación típica de 3.624 días frente a los 7 días de media con una desviación típica de 2.182 de ingreso de los pacientes no estimulados y con cementación tibial (grupo 2).

La hemoglobina prequirúrgica del grupo 1 presentaba una media con valores de 13.648 g/dl con una desviación típica de 1.31, el grupo 2 presentaba valores con una media de 13.455 g/dl con una desviación típica de 1.539.

La hemoglobina postquirúrgica presenta una media con valores de 10.79 g/dl con una desviación típica de 1.495 frente a la media de 10.26 con desviación típica de 1.426 del grupo 2.

	Días de ingreso.	*Hg. Pre.*	*Hg. Post.*	*Sangrado*
Grupo1				
Media	8.15	13.648	*10.79*	*503.70*
D. Típica	3.624	*1.3166*	*1.459*	*131.505*
Grupo2				
Media	**7.00**	**12.455**	***10.26***	***506.82***
D. Típica	**2.182**	**1.5392**	**1.426**	**117.813**
Total				
Media	*7.63*	*13.051*	*10.55*	*505.10*
D. Típica	*3.087*	*1.4089*	*1.473*	*124.267*

Analizando la tabla de contingencias y haciendo una comparación de los dos grupos podemos sacar los siguientes datos, de los 49 pacientes revisados en este estudio, 12 entran en rango transfusionable mientras que 37 no ; Pertenecientes al grupo 1 estimulados con EPO , componentes femoral y tibial cementados y recuperador postquirúrgico se puede apreciar que solo entra 1 paciente que supone un 8,3 % del total de pacientes del grupo de transfusionables , el resto del los pacientes pertenecen al grupo 2 , suponiendo un total de 11 pacientes que representan el 91,7% del total.

Analizando el sangrado de ambos grupos la diferencia es inapreciable por lo que podemos concluir que la cementación del componente femoral no es un factor a tener en cuenta para disminuir el sangrado.

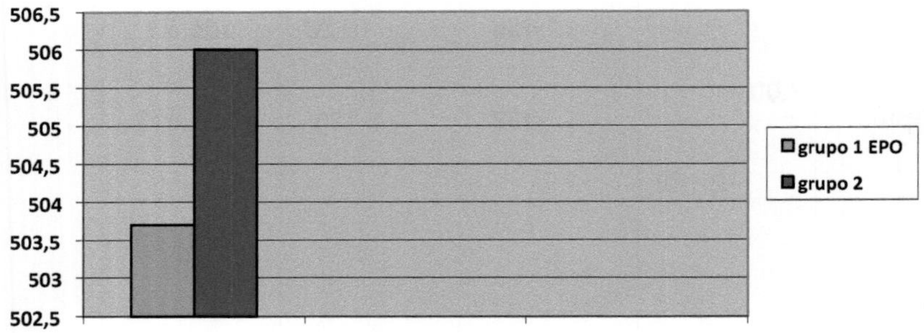

SANGRADO.

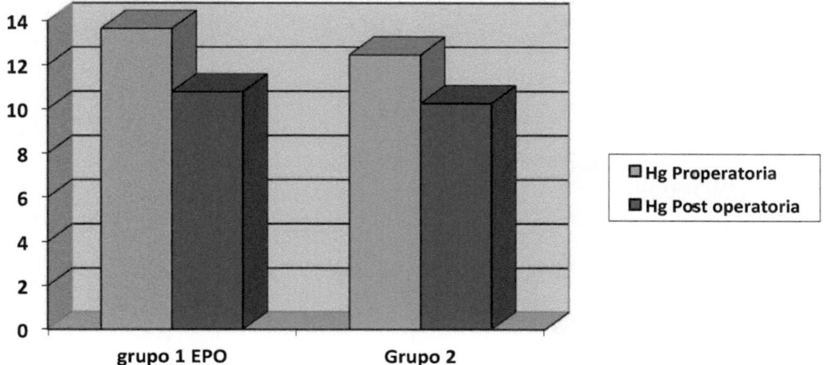

DISTRIBUCION HEMOGLOBINAS.

	GRUPO 1 EPO	GRUPO 2 NO EPO	TOTAL
TRANSFUNDIBLES			
RECUENTO	1	11	12
%G TRANSFUNDIBLE	8.3%	91.7%	100%
% EPO	4.30%	42.3%	24.5%
%TOTAL	2.0%	22.4%	24.5%
NO TRANSFUNDILBE.			
RECUENTO	22	15	37
%G TRANSFUNDIBLE	59.5%	40.5%	100%
%EPO	95.7%	57.7%	75.5%
%TOTAL	44.9%	30.6%	75.5%
TOTAL			
RECUENTO	23	26	49
%G TRANSFUNDIBLE	46.9%	53.1%	100%
%EPO	100%	100%	100%
%TOTAL	46.9%	53.1%	100%

Tabla de contingencias.

De les 37 pacientes que no entran en rango transfusionable, la distribución queda de la siguiente forma ,22 pertenecen al grupo uno que suponen un

59,5% del total, los 15 restantes pertenecen al grupo 2 que suponen un 40.5%

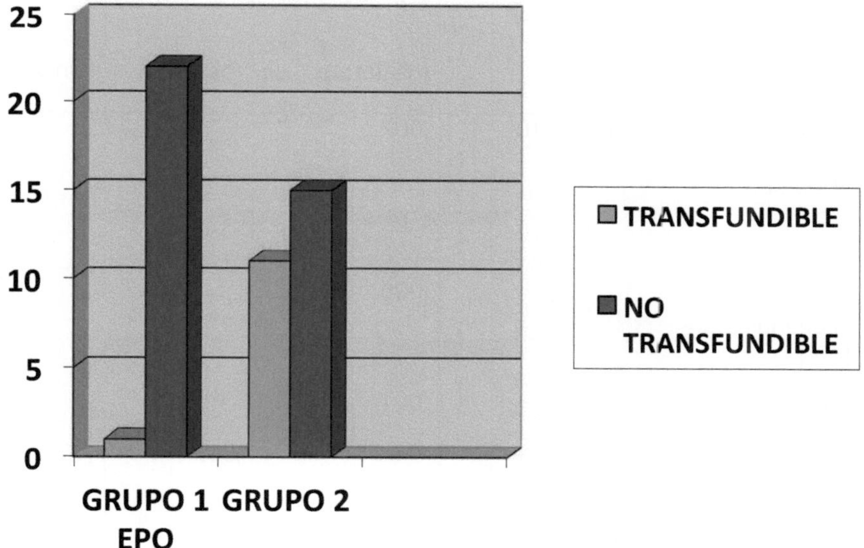

DISTRIBUCION PACIENTES TRANSFUNDIBLES

Cuando se aplica la prueba de Chi cuadrado nos proporciona unos datos estadísticamente significativos puesto que P<0.005 por lo que podemos afirmar que a hipótesis formulada en la que se propone la estimulación con EPO , cementación de ambos componentes junto al recuperador sanguíneo posquirúrgico , como alternativa favorable a las TSA es verdadera.

	Valor	gl	Sig.Asintonica. (bilateral)	Sig.Exacta. (bilateral)	Sig.Exacta. (Unilateral)
Chi cuadrado de Pearson.	9.510	1	,002		
Corrección por continuidad.	7.566	1	,006		
Razón de verosimilitudes.	10.900	1	,001	,002	,002
Estadístico exacto de Fisher.					
Asociación lineal por lineal.	9.316	1	,002		
N de casos validos	49				

Pruebas de Chi- cuadrado.

5.4 DISCUSION

La Cirugía Mayor Ortopédica programada se asocia con bastante frecuencia con la necesidad de realizar transfusiones de sangre alogénica, Bierhaum et al recogieron datos sobre gestión sanguínea (118) de un total de 9482 pacientes sometidos a ATC o ATR y revelaron que un 46% de los pacientes recibe una transfusión de sangre (alogénica o autóloga) y que un 36% de los pacientes que precisa una transfusión recibe sangre alogénica. En el estudio europeo OSTHEO (119) mas de un 50% de la población transfundida recibió sangre alogénica.

Debido a esta situación de riesgo para ser transfundido, cuando un paciente manifiesta su intención de no ser transfundido si llega el momento, como sucede por motivos religiosos, se han de busca alternativas fiables para poder hacer frente la cirugía con un mínimo de garantías para la salud del paciente.

En nuestro estudio analizamos a 49 pacientes que fueron intervenidos de prótesis de rodilla , hicimos un análisis retrospectivo de 2 grupos comprando la tendencia de ambos a entrar en rango transfusionable , fijando como tal un cifra de hemoglobina comprendida entre 8-10 mg /dl, el grupo 1 fueron pacientes que tras ser analizado su hemoglobina prequirúrgica y compensado su metabolismo férrico, si la Hg estaba en niveles inferiores a

14mg/dl fueron sometidos a una estimulación con EPO 3 semanas previas 1 vez por semana 40000 UI, además los componentes femoral también fueron cementados puesto que el tibial por exigencias técnicas se hace en los dos grupos y se instalo un sistema de recuperación de sangre posquirúrgico , el grupo 2 no fue estimulado con EPO y no se le implanto dicho recuperados postquirúrgico .

En nuestra serie la Hg prequirúrgica media del grupo 1 (N=23) fue de 14.248+/-0.971 y un error típico de la media de 0.2033, la Hg posquirúrgica tiene una media de 11.25+/-1.355 con un error típico de la media 0.282.

Analizando la prueba de muestras relacionada, las diferencia Hg pre – Hg post tiene una media de 2,997 +/- 1,0641 con un error típico de la media de 0.2219 con un 95% intervalo de confianza para la diferencia con un margen inferior de 2,5355 y superior de 3,4558 y una t de 13,502.

Las datos para el grupo 2 (N = 26) la Hg prequirúrgica tiene una media de 12,954 +/- 1,4687 con un error típico de la media de 0,2880. La Hg posquirúrgica tiene una media de 9.93 +/- 1,30 con un error típico de la media de 0,256.

Analizando la prueba de muestras relacionadas las diferencia Hg pre-Hg pos tiene una media de 3,0231 +/- 1,2176 con un error típica de la media de 0,2388 con un 95% de intervalo de confianza para la diferencia con un margen inferior de 2,5313 y superior de 3,5149 y una t de 12,660.

En ambos casos los resultados obtenidos se encuentran encuadrados dentro de los intervalos de confianza.

Analizando los grupos y la tendencia de los pacientes que pertenecen a cada uno a entrar en rango transfusionables podemos ver que dentro del grupo 1 solo entraba en rango transfusionable 1 paciente que supone un 8,3% de los pacientes que entran en dicho rango del total dentro del grupo de pacientes estimulado con EPO suponen el 4,3% y el 2% del total. los otros 22 pacientes que pertenecen al grupo 1 , no entran en rango transfusionable suponiendo un 95% del grupo 1 y un 44,9% del total los otros 22 pacientes que componen el grupo no entran en grupo transfusionable.

Analizando el grupo 2 encontramos que 11 pacientes entran en grupo transfusionable y 15 no. Los 11 pacientes suponen u 91,7% del total de transfusionables, un 42,3% de los no estimulados con EPO y un 22,4% del total.

6. CONCLUSIONES.

1. Los resultados de este estudio subrayan la importancia de la administración de EPO en pacientes a quienes se va a someter a un programa de cirugía ortopédica mayor y que presentan niveles bajos de hemoglobina o bien se niegan a ser transfundidos. Los pacientes que son estimulados con rHuEPO afrontan la intervención con niveles de Hg prequirúrgicos con un 1g/dl aprox. mas que los no estimulados

2. La posibilidad de ser transfundido tras someterse a estimulación con rHuEPO se ve muy reducida pudiendo ser ofrecido como protocolo para los pacientes que por motivos religiosos o de otra índole no aceptan recibir transfusiones de sangre.

3.La cementación del componente femoral no contribuye de forma representativa a la disminución de las probabilidades de transfusión.

4. La utilización de recuperadores sanguíneos postquirúrgicos disminuye la probabilidad de transfusión de sangre autóloga.

5.Los paciente que por motivos religiosos rechacen las transfusiones de sangre pueden afrontar la cirugía ortopédica mayor con más garantías acogiéndose a los protocolos de ahorro de sangre modelo rHuEPO.

7 . BIBLIOGRAFIA:

1 - *Génesis 1:29-30.*

2 - *Génesis 9:1-4.*

3 - *Levítico 17:1,2,10-12;*

4 - *Deuteronomio 12:23-25.*

5 - *José M. López Piñero, La Medicina en la Historia .Ed. esfera de los libros.2002.*

6 - *Garrison F.H An introduction to history of medicine. 4ed.,Filadelfia Saunders,1960.*

7 - *Laín Entralgo, Historia general de la medicina. Salvat ,1978.*

8 - *Hagen ,P: o.cit. pag11 Grenwalt .A short history of transfusion medicine,*

Transfusion 37 (1997),550 .

9 - *Laín Entralgo, P. (1973), Farmacología, farmacoterapia y terapéutica general, En: Historia Universal de la Medicina (Dir.: Pedro Laín), Barcelona, Salvat, vol. 6, pp. 259-268.*

10 - On agglutination of normal human blood.LANDSTEINER K.

Transfusion. 1961 Jan-Feb;1:5-8.

11 - Art. 5. *Convenio de los Derechos Humanos* y *Biomedicina* del consejo de Europa.

12 - Art. 9. *Convenio de los Derechos Humanos* y *Biomedicina* del consejo de Europa.

13 - Art. 16. La Constitución Española de 1978.

14 - Art. 15. La Constitución Española de 1978.

15 - Art. 10. La Constitución Española de 1978.

16 - Art. 27.1 Código deontológico Médico.

17 - Art. 20.5 del Código Penal Español.

18 - Ms Gohel,RA bulbulia ,FJ Slim. How to aproach major surgery where patines refuse blood transfusión (incluide Jehova´s witnesses.

Ann R Coll Surg Engl 2005;87:3-14

19 - Guía sobre la transfusión de los componentes sanguíneos y derivados plasmáticos. 2Ed. SETS 2003.

20 - Carson JL, Duff A, Berlin JA, Lawrence VA, Poses RM, Huber EC, O'Hara DA, Noveck H, Strom BL. Perioperative blood transfusion and postoperative mortality.

JAMA. 1998 Jan 21;279(3):199-205.

21 - Carson JL, Noveck H, Berlin JA, Gould SA.

Mortality and morbidity in patients with very low postoperative Hb levels who decline blood transfusion. Transfusion. 2002 Jul;42(7):812-8.

22 - Vamvakas EC. Uses and sources of data on long-term survival after blood transfusion.

Transfus Med Rev. 2003 Jul;17(3):194-208.

23 - Kumar A, Carson JL. Perioperative anemia in the elderly.

Clin Geriatr Med. 2008 Nov;24(4):641-8.

24 - Corwin HL, Carson JL.Blood transfusion--when is more really less?.

25 - Zuccalà G, Bernabei R, Carbonin P. Perioperative blood transfusion.

JAMA. 1998 May 27;279(20):1610.

26 - Price TH, Goodnough LT, Vogler WR, Sacher RA, Hellman RM, Johnston

Bolgiano DC, Abels RI.Improving the efficacy of preoperative autologous blood donation in patients with low hematocrit: a randomized, double-blind, controlled trial of recombinant human erythropoietin. Am J Med. 1996 Aug 26;101(2A):22S-27S.

27 - Documento "Sevilla" de Consenso sobre alternativas a la Transfusión de Sangre Alogénica. Medicina Clínica (Barc)2006;127 (Supl 1): 3-20.

28 - Goodnough LT, Skikne B, Brugnara C.Erythropoietin, iron, and erythropoiesis. Blood. 2000 Aug 1;96(3):823-33.

29 - Finch CA. Erythropoiesis, erythropoietin, and iron. Blood. 1982;60:1241-1246.

30 - Andrews NC.Disorders of iron metabolism. N Engl J Med. 1999 Dec 23;341(26):1986-95.

31 - Bisbe Vives E. Eritropoyetina. Alternativas transfusionales peri operatorias. Ed. Entheos; 2003,37-45 .

32 - Rodríguez Tato P, Sánchez Castilla M .Eritropoyetina. En Llautch Pitarch JV. Tratado de hemostasia y Medicina Transfusional Perioperatoria Ed.Aran , 2003.p. 335-42.

33 - Santoro JE, Eastlack RK, Mirocha JM, Bugbee WD. Impact of erythropoietin on allogenic blood exposure in orthopedic surgery. Am J Orthop. 2007 Nov;36(11):600-4.

34 - Cuenca J, García-Erce JA, Martínez F, Pérez-Serrano L, Herrera A, Muñoz

Perioperative intravenous iron, with or without erythropoietin, plus restrictive transfusion protocol reduce the need for allogeneic blood after knee replacement surgery.Transfusion. 2006 Jul;46(7):1112-9.

35 - *Gaudard, A. 1; Varlet-Marie, E. 1; Audran, M. 2; Gomeni, R. 1 3; Bressolle, F. 1*

Pharmacokinetic-Pharmacodynamic Modelling of Recombinant Human Erythropoietin in Athletes: A Population Approach.
Clinical Drug Investigation. 23(3):167-179, 2003.

36 Muñoz Gómez M, García Herce JA, Campos Garriguez A, et AL. Eritropoyetina y hierro intravenoso: Utilidad y seguridad en tratamiento de la anemia en distintos contextos clínicos. En: La Sierra J .La Rioja : J. Lasierra; 2004 p.29-54.

37 Forrelat Barrios M , Gautier du Defaix ,fernandez Delgado N. Metabolismo del Hierro .

Rev.Cubana Hematol Inmunol Hemoter 2000;16:149-60.

38 De Andrade JR, Jove M, Landon G , et al. Baseline hemoglobin as a predictor of risk of transfusión and response to epoetin alpha in orthopaedics surgery patines.

Am J Orthop 1996; 25:533-42.

39 Páramo Fernández JA. Should erythropoietin be administered to old patients in the preoperative period of orthopaedics surgery? Med Clin (Barc). 2004 Oct 2;123(11):421-2.

40 Hejaili F.The efficacy of darbepoetin alpha in hemodialysis patients resistant to human recombinant erythropoietin (rHuEpo).Saudi J Kidney Dis Transpl. 2009 Jul;20(4):590-5.

41 - García-Erce JA, Cuenca J, Haman-Alcober S, Martínez AA, Herrera A, Muñoz M.

Efficacy of preoperative recombinant human erythropoietin administration for reducing

transfusion requirements in patients undergoing surgery for hip fracture repair. An

observational cohort study.Vox Sang. 2009 Jun 3.

42 - Samana M. Erithropoetin and thrombosis. TATM 2000; 2:19-21.

43 - Pouquet Jornet JE,Ortells Nebot.Nuevas indicaciones de EPO.NFT noticias

farmacoterapeuticas. Boletín informativo sobre medicamentos Nº 27, septiembre-

diciembre 2000.

44 - Jofré Ibáñez R, López Gómez JM ,Moreno Barrio F, Calidad de vida y Eritropoyetina.

En: Valderrama F. Eritropoyetina Humana Recombinante .Barcelona : Masson ;1998.p.133-48.

45 - Contreras E, Pujol MM. Uso de la EPO .En : Barbolla L, Contreras E, Pujol MM. Manual practico de medicina transfusional .Madrid : Acción Medica ;2002 p.225-42.

46 - Ministerio de Sanidad y Consumo. Real decreto 1984/1993. Requisitos técnicos y

Condiciones mínimas de la hemodilución y bancos de sangre.BOE 278, 20Noviembre ,32630-6.

47 - Zussa C, Polesel E, Salvador L, Da Col U, Cesari F, Nieri A, Valfre C.

Efficacy and safety of predeposit blood autodonation in 500 cases of myocardial

revascularization. Scand J Thorac Cardiovasc Surg. 1990;24(3):171-5.

50 - Sphan DR, Casutt M. Eliminating blood transfusion .New aspect and perspective.

Anesthesiology 2000;93:242-55.

51 - Rubio Martinez A, Garcvia erce JA, Solano Bernad VM, et al.

Transfusion and predeposit autotransfusion in orthopedic and traumatologic surgery.

Sangre 1999;44:335-41.

52 - Van hulst M,Slappendel R, Postma MJ.

The pharmacoeconomics of alternatives to allogenic blood transfusion.

Transfusion alternatives in transfusion medicine 2004;6:29-36.

53- Creteur J, Vincent JL. Potential uses of hemoglobin-based oxygen carriers in critical care

medicine.Crit Care Clin. 2009 Apr;25(2):311-24.

54 -Goodnough LT, Scott MG, Monk TG.

Oxygen Carriers as a blood sustitutes,past ,present and future.

Clin Orthop Relat Res. 1998 Dec;(357):89-100.

55 - Saguenza Nebot MJ,Cabanes Soriano F,Villanueva Garcia E.

Estudio Comparativo de las perdidas sanguíneas en cirugía primaria de rodilla con diferentes pautas de drenaje y momentos de retirar la isquemia.

Rev Ortop Traumatol . 2006;50 :437-40.

56 - De Somer F, Delanghe J, Somers P, Debrouwere M, Van Nooten G.

Mechanical and chemical characteristics of an autologous glue.

J Biomed Mater Res A. 2008 Sep 15;86(4):1106-12.

57 - Lerner R,Binur Ns.Current status of surgical adhesives. J Surg Res 1990; 48:165.

58 - Elvin CM, Danon SJ, Brownlee AG, White JF, Hickey M, Liyou NE, Edwards GA,

Ramshaw JA, Werkmeister JA.

Evaluation of photo-crosslinked fibrinogen as a rapid and strong tissue adhesive.

J Biomed Mater Res A. 2009 Jul 16.

59 - Vistnes LM, Goodwin LA ,Tenery JH, et al.Control of capillary bleding by topical aplication of

microcristaline colagen.Surgery 1976;76:291.

60 - Browder ,MS litwin.Use of absorvable collagen for hemostasis in general surgical

patients.Am surg 1986;52:492-4.

61 - Molloy RD, Prabhu S. Re: Bhattacharya D, Caird J D, Choudhari K A. Mashed-muscle and oxidised regenerated cellulose (Surgicel) hammock: a

quick and effective way to repair frontal air sinus. Surgeon 2008; 6 (6): 341-3. Surgeon. 2009 Jun;7(3):187

62 - Hanks JB kjergard HK,kollingsbee DA,a comprasion of efect of VIVOSTAT patient derived
sealant fibrin with oxidise cellulose SURGICEL in multiple surgical procedure.
Eur Sur Res 2003;35:439-44. 63 Huschak G, Steen M, Kaisers UX.

63- Hainer BL. Fundamentals of electrosurgery. J Am Board Fam Pract. 1991 Nov- Dec;4(6):419-26. 62

64 - Morris ML, Tucker RD, Baron TH, Song LM.
Electrosurgery in gastrointestinal endoscopy: principles to practice.
Am J Gastroenterol. 2009 Jun;104(6):1563-74.

65 - Hainer BL,Princiles and risk of electrosurgery. Anasthesiol intensivmed Notfalmed
Schmerther. 2009 Jan;44(1):10-3.

66 - Ayav A, Bachellier P, Habib NA, Pellicci R, Tierris J, Milicevic M, Jiao LR.

Impact of radiofrequency assisted hepatectomy for reduction of transfusion requirements.

Am J Surg. 2007 Feb;193(2):143-8.

67 - Grund KE, Straub T, Farin G. New haemostatic techniques: argon plasma coagulation.

Baillieres Best Pract Res Clin Gastroenterol. 1999 Apr;13(1):67-84.

68- Manner H. Argon plasma coagulation therapy.

Curr Opin Gastroenterol. 2008 Sep;24(5):612-6.

69 - Cakan A, Yoldas B, Samancilar O, Ertugrul V, Turhan K, Cagirici U, Askar F, Veral A.

Ligasure vessel sealing system versus harmonic scalpel for sutureless nonanatomical

pulmonary resections in a rabbit model. Which one is safer?.

Eur Surg Res. 2009;43(1):24-8. Epub 2009 Apr 22

70 - Fife DJ, Fitzpatrick RE, Zachary CB.

Complications of fractional CO2 laser resurfacing: four cases.

Lasers Surg Med. 2009 Mar;41(3):177-8.

71 - Amón Sesmero JH. New perspectives for laser therapy.

Arch Esp Urol. 2008 Nov;61(9):1163-9.

72 - Vázquez Alba D, Carballido Rodríguez J. The basics of laser and its application in urology.

Arch Esp Urol. 2008 Nov;61(9):965-70.

73 - El Moghazy WM, Hedaya MS, Kaido T, Egawa H, Uemoto S, Takada Y.

Two different methods for donor hepatic transection: cavitron ultrasonic surgical aspirator with bipolar cautery versus cavitron ultrasonic surgical aspirator with radiofrequency coagulator-A randomized controlled trial.

Liver Transpl. 2009 Jan;15(1):102-5.

74 - Takatsuki M, Eguchi S, Yamanouchi K, Tokai H, Hidaka M, Soyama A, Miyazaki K, Hamasaki K, Tajima Y, Kanematsu T.

Two-surgeon technique using saline-linked electric cautery and ultrasonic surgical aspirator in living donor hepatectomy: its safety and efficacy.

Am J Surg. 2009 Feb;197(2):e25-7. Epub 2008 Jul 17.

75- Campagnacci R, de Sanctis A, Baldarelli M, Rimini M, Lezoche G, Guerrieri M.

Electrothermal bipolar vessel sealing device vs. ultrasonic coagulating shears in laparoscopic colectomies: a comparative study.Surg Endosc. 2007 Sep;21(9):1526-31.

76- Hirao Y, Fujimoto K, Yoshii M, Tanaka N, Hayashi Y, Momose H, Samma S, Okajima E, Uemura H, Yoshida K, Ozono S.

Non-ischemic nephron-sparing surgery for small renal cell carcinoma: complete tumor enucleation using a microwave tissue coagulator.

Jpn J Clin Oncol. 2002 Mar;32(3):95-102.

77 - Watanabe H, Hayashi J, Sugawara M, Hiratsuka M, Eguchi S.

Experimental application of microwave tissue coagulation to ventricular myocardium.Ann

Thorac Surg. 1999 Mar;67(3):666-71

78 - El Moghazy WM, Hedaya MS, Kaido T, Egawa H, Uemoto S, Takada Y.

Two different methods for donor hepatic transection: cavitron ultrasonic surgical aspirator

with bipolar cautery versus cavitron ultrasonic surgical aspirator with radiofrequency

coagulator-A randomized controlled trial. Liver Transpl. 2009 Jan;15(1):102-5.

79 - Xia F, Wang S, Ma K, Feng X, Su Y, Dong J.

The use of saline-linked radiofrequency dissecting sealer for liver transection in patients with cirrhosis.
J Surg Res. 2008 Sep;149(1):110-4.

80 - Stowell CP,Giordano GF , Kiss j et al . Guideline for blood recovery and reinfusion in surgery and trauma. Autologus transfusion comitee.Bethesda , Mayrland: American Association of blood banks;1997.

81- La Spada M, De Caridi G, Mandolfino T, Mirenda F, D'Alfonso M, Spinelli F.

Intraoperative recovery of blood in surgery of infrarenal abdominal aortic aneurysm

Chir Ital. 2003 Sep-Oct;55(5):637-42

82 - Pitsaer E.

Transfusion of recuperated blood in total knee arthroplasty.

Rev Chir Orthop Reparatrice Appar Mot. 2002 Dec;88(8):777-89.

83- Hatzidakis AM, Mendlick RM, McKillip T, Reddy RL, Garvin KL.

Preoperative autologous donation for total joint arthroplasty. An analysis of risk factors for allogenic transfusion. J Bone Joint Surg Am. 2000 Jan;82(1):89-100.

84 - Dramis A, P.lewes J. Autologous blood transfusion after primary unilateral total knee

replacement surgery. Acta Orthop Belg. 2006 Jan;72(1):15-7.

85 - Glynn A, McCarthy T, McCarroll M, Murray P.

A prospective audit of blood usage post primary total knee arthroplasty.

Acta Orthop Belg. 2006 Jan;72(1):24-8.

86 - Jones SB, Whitten CW, Despotis GJ, Monk TG. The influence of crystalloid and colloid replacement solutions in acute normovolemic hemodilution: a preliminary survey of hemostatic markers. Anesth Analg. 2003 Feb;96(2):363-8,

87 - Gross JB. Estimating allowable blood: corrected for dilution.Anesthesiology 1983;56:557-8.

88 - Jarnagin WR, Gonen M, Maithel SK, Fong Y, D'Angelica MI, Dematteo RP, Grant F, Wuest D, Kundu K, Blumgart LH, Fischer M. A prospective randomized trial of acute normovolemic hemodilution compared to standard intraoperative management in patients undergoing major hepatic resection. Ann Surg. 2008 Sep;248(3):360-9.

89 - Kreimeier U, Messmer K. Perioperative hemodilution. Transfus Apher Sci. 2002 Aug;27(1):59-72.

90 - Nagy CJ, Wheeler AS, Archer TL.

Acute normovolemic hemodilution, intraoperative cell salvage and PulseCO hemodynamic monitoring in a Jehovah's Witness with placenta percreta.

Int J Obstet Anesth. 2008 Apr;17(2):159-63.

91 - Ge YL, Lv R, Zhou W, Ma XX, Zhong TD, Duan ML.

Brain damage following severe acute normovolemic hemodilution in combination with controlled hypotension in rats. Acta Anaesthesiol Scand. 2007 Nov;51(10):1331-7.

92 - Reize P, Wülker N. Foreign blood saving measures in orthopedic surgery Orthopade. 2007 Jun;36(6):537-43.

93 - Moonen AF, Neal TD, Pilot P.

Peri-operative blood management in elective orthopaedic surgery. A critical review of the literature.

Injury. 2006 Dec;37 Suppl 5:S11-6. Review. Injury. 2007 Oct;38(10):1224

94 - Degoute CS. Controlled hypotension: a guide to drug choice. Drugs. 2007;67(7):1053-76.

95 - Kovesi T, Royston D. Pharmacological approaches to reducing allogeneic blood exposure.

Vox Sang. 2003 Jan;84(1):2-10.

96 - Páramo JA, Lecumberri R, Hernández M, Rocha E.

Pharmacological alternatives to blood transfusion: what is new about?.

Med Clin (Barc). 2004 Feb 21;122(6):231-6.

97- Ozier Y, Schlumberger S. Pharmacological approaches to reducing blood loss and

transfusions in the surgical patient. Can J Anaesth. 2006 Jun;53(6 Suppl):S21-9

98- Ferrer P, Roberts I, Sydenham E, Blackhall K, Shakur H.
Anti-fibrinolytic agents in post partum haemorrhage: a systematic review. BMC Pregnancy Childbirth. 2009 Jul 15;9(1):29

99- Henry DA, Carless PA, Moxey AJ, O'Connell D, Stokes BJ, McClelland B, Laupacis A,

Fergusson D. Anti-fibrinolytic use for minimising perioperative allogeneic blood transfusion.

Cochrane Database Syst Rev. 2007 Oct 17;(4):CD001886.

100- Fergusson DA, Hébert PC, Mazer CD, Fremes S, MacAdams C, Murkin JM

A comparison of aprotinin and lysine analogues in high-risk cardiac surgery.

N Engl J Med. 2008 May 29;358(22):2319-31.

101 - Henry D, Carless P, Fergusson D, Laupacis A. The safety of aprotinin and lysine-derived antifibrinolytic drugs in cardiac surgery: a meta-analysis.

CMAJ. 2009 Jan 20;180(2):183-93.

102 - Samama CM, Langeron O, Rosencher N, Capdevila X, Rouche P, Pegoix M, Bernière J, Coriat P.

Aprotinin versus placebo in major orthopedic surgery: a randomized, double-blinded, dose-ranging study.
Anesth Analg. 2002 Aug;95(2):287-93.

103 - Samama CM. Aprotinin and major orthopedic surgery.

Eur Spine J. 2004 Oct;13 Suppl 1:S56-61.

104 - Capdevila X, Calvet Y, Biboulet P, Biron C, Rubenovitch J, d'Athis F.

Aprotinin decreases blood loss and homologous transfusions in patients undergoing major orthopedic surgery.

Anesthesiology. 1998 Dec;89(6):1598-600.

105 - Llau Pitarch JV, Díaz Alvarez A, Polonio Enríquez F, Reduction of blood transfusion need with aprotinin in orthopedic surgery. Spanish Study Group on the Use of Aprotinin in Hip Arthroplasty (GEEEAAC) Rev Esp Anestesiol Reanim. 2000 Aug-Sep;47(7):309-16.

106 - Favaloro EJ, Thom J, Patterson D, Just S, Baccala M, Dixon T, Meiring M, Koutts J, Rowell J, Baker R.

Potential supplementary utility of combined PFA-100 and functional von Willebrand factor testing for the laboratory assessment of desmopressin and factor concentrate therapy in von Willebrand disease.

Blood Coagul Fibrinolysis. 2009 Jul 4.

107 - Michiels JJ, van Vliet HH, Berneman Z, Schroyens W, Gadisseur A.

Managing patients with von Willebrand disease type 1, 2 and 3 with desmopressin and von Willebrand factor-factor VIII concentrate in surgical settings.

Acta Haematol. 2009;121(2-3):167-76.

108 - Michiels JJ, Gadisseur A, van der Planken M, Schroyens W, van de Velden A, Berneman Z Guidelines for the evaluation of intravenous desmopressin and von Willebrand factor/factor VIII concentrate in the treatment and prophylaxis of bleedings in von Willebrand disease types 1, 2, and 3. Semin Thromb Hemost. 2006 Sep;32(6):636-45.

109 - Macfarlane AJ, Prasad GA, Chan VW, Brull R. Does regional anaesthesia improve outcome after total hip arthroplasty? A systematic review. Br J Anaesth. 2009 Jul 23.

110 - Macfarlane AJ, Prasad GA, Chan VW, Brull R. Does regional anesthesia improve outcome after total knee arthroplasty?

Clin Orthop Relat Res. 2009 Sep;467(9):2379-402

111- Smith TO, Hing CB. Is a tourniquet beneficial in total knee replacement surgery? A meta-analysis and systematic review. Knee. 2009 Jul 17.

112 - Tetro AM, Rudan JF.

The effects of a pneumatic tourniquet on blood loss in total knee arthroplasty.

Can J Surg. 2001 Feb;44(1):33-8.

113 - Asma S, Boga C, Ozdogu H.
Safety, therapeutic effectiveness, and cost of parenteral iron therapy.
Int J Hematol. 2009 Jul;90(1):24-7

114 - Edwards JH. Clinical review of the newer intravenous iron therapy options. Nephrol Nurs J.
2003 Feb;30(1):70-3.

115 - Venofer, Nuevo enfoque en la terapia con hierro intravenoso. Monografia del producto.

116 - Blumberg N, Kirkley SA, Heal JM a cost analysis of autologus and allogenic transfusion in hip replacement surgery. Am J Surg. 1996 Mar;171(3):324-30.

117- Blanchette CM, Joshi AV, Szpalski M, Gunzburg R, Du Bois M, Donceel P, Saunder WB.Burden of blood transfusion in knee And hip surgery in belgium an US.
J Med Econ. 2009 Jul 21.

118- Bierhaum BE,Callagahan JJ,Galante JO,rubash HE,Tooms RE. An anlisys of blood management inpatients having a total hip or knee arthroplasty.
J Bone Joint Surg (Am)1999;81-A :2-10.

119 Rosencher N, Kerkamp H,Macheras G,Mnuera LM,Menichela G. Orthopedic Surgery Transfusion Hemoglobin European Overview (OSTHEO) study: blood magement in elective knee and arthroplasty in europe.Transfusion.2003 ;43:459-69.

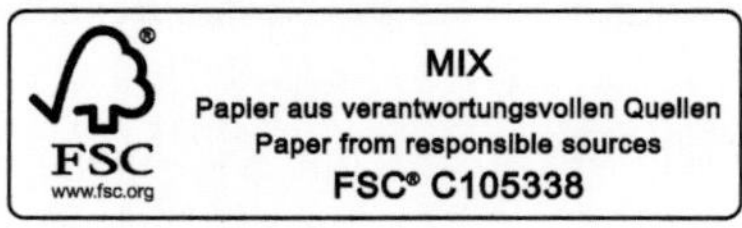

Printed by Books on Demand GmbH, Norderstedt / Germany